Biografie

LEBENSHUNGER
oder
Die wundersame Geschichte der Karin Witt

aufgeschrieben von
Svenja Knipphals

Zum Buch

»Ich bin seit sechsundsiebzig Jahren auf dieser Welt, doch seit dem 19. August 2002 feiere ich zweimal im Jahr meinen Geburtstag.« (Karin Witt)
Karin Witts zweites Leben begann mit sechsundfünfzig Jahren. Dem Tod näher als dem Leben, fing sie damit an Neues auszuprobieren und sich Zeit für sich zu nehmen. Sie erfuhr ein neues Bewusstsein für ihr Leben. Die Zeit des reinen Funktionierens und um Anerkennung Kämpfens war vorbei. Selbstbestimmt lebt sie ihren Alltag mit parenteraler Ernährung.
Karin Witt erzählt von ihren zwei Leben – dem Leben vor dem Krebs und dem danach. Sie berichtet von vielen, sehr unterschiedlichen Lebensstationen und doch findet sich ein roter Faden: das Thema Nahrung – für den Körper und für die Seele.
Svenja Knipphals brachte Karin Witts Worte und Gedanken zu Papier und rahmte sie mit einem Vor- und Nachwort.
Nicht zuletzt krönen die persönlichen Gedanken von Karin Witts Ehemann und ihren Töchtern diese Biografie einer beeindruckenden Frau.

Über die Autorin

Svenja Knipphals studierte Deutsche Literaturwissenschaft, Kunstgeschichte und Anglistik an der Justus-Liebig-Universität Gießen und der University of Joensuu, Finnland. Seit 2018 lebt sie in Rostock und begegnete im Verein *Frauen in die Wirtschaft e.V.* Carmen, die sie mit ihrer Mutter, Karin Witt, bekannt machte. Knipphals ist als freie Autorin tätig, mit einer Spezialisierung auf das biografische Schreiben.

Biografie

LEBENSHUNGER

oder

Die wundersame Geschichte der Karin Witt

aufgeschrieben von

Svenja Knipphals

Die Deutsche Nationalbibliothek verzeichnet diese Publikation in der Deutschen Nationalbibliografie.

Impressum

Kröpeliner Str. 14
18055 Rostock

Cover: Svenja Knipphals mit Canva.com

Illustrationen: Cover © Mohnblumen, Karin Witt, © Vintage Ornament, British Library via Canva.com; S. 116 © OpenClipart-Vectors via pixabay.com

gesetzt aus der EB Garamond
erstellt mit *SPBuchsatz*

Bookmundo

ISBN: 9789403670416

Das erste Treffen

Als mir Karin Witt zum ersten Mal die Tür ihrer Wohnung öffnet und mich herzlich mit den Worten »Das ist ja eine blutjunge Frau!« begrüßt, bin ich irritiert. Vor mir sehe ich eine zierliche Dame, die vor Lebensfreude nur so strahlt. Ich blicke in glückliche Augen und bekomme ein warmes, ansteckendes Lächeln geschenkt. Karin trägt ihre blonden Haare kurz, mit einer locker bis zu den Augenbrauen fallenden Ponypartie. Dazu hübsche Ohrstecker. Sie wirkt so viel jünger und vitaler, als ich es erwartet hatte.
Aber was hatte ich erwartet?

Von ihrer Tochter Carmen hatte ich erfahren, dass Karin vor Jahren eine schwere Krebserkrankung überstanden hatte und seitdem künstlich ernährt werden muss. Ich ließ das erste Treffen auf mich zukommen und stellte keine weiteren Fragen. Doch automatisch hatte sich ein vages Bild vor meinem inneren Auge geformt. Das Bild einer schwachen, alten Frau – eines von der Krankheit gezeichneten Pflegefalls.

Der Kaffeetisch ist bereits liebevoll gedeckt. Neben den drei weißen Tellern mit blauem Floralmuster liegt je eine zum Dreieck gefaltete eierschalenfarbene Serviette. Darauf eine Kuchengabel und eine Mon Cherie-Praline. Den Tisch ziert eine Vase mit einem großen Strauß getrockneter Physalis.

Ich darf mir einen Platz aussuchen. Als ich mich setze, erfahre ich, dass ich Karins Platz gewählt habe. Sie setzt sich mir gegenüber – auf den Platz ihres Ehemanns Peter, der gerade unterwegs ist. Neben mir nimmt Carmen Platz, die diese Begegnung arrangiert hat. An der mir gegenüberliegenden Wand blicke ich auf einen Strauß Mohnblumen in Öl.

»Das habe ich gemalt, damit gebe ich gerne an«, lässt mich Karin sofort schelmisch wissen, als sie meinen Blick auf das Bild bemerkt. Wir verstehen uns sofort.

Kaffee wird eingeschenkt. Carmen hat selbstgebackenen Birnen-Schoko-Kuchen mitgebracht. Dazu gibt es Kekse aus verschiedenen Kernen und Honig.

Karin erzählt von ihrer Zeit als junge Haushaltsschülerin im Kloster Stift zum Heiligengrabe und davon, wie sie viele Jahre später das Vergnügen hatte, noch einmal an diesen besonderen Ort zurückzukehren. Gemeinsam mit ihren beiden Töchtern Carmen und Maren. Diese Rückkehr empfand Karin als eine Art Zeitreise. Es machte sie glücklich, dieses Erlebnis mit ihren beiden »Mädels« teilen zu können. Carmen hatte den Aufenthalt gebucht. Zwei Tage, eine Übernachtung im Kloster und Frühstück mit den Diakonissen. Für alle drei war es ein schönes Erlebnis. Karin erinnert sich:

»Die Atmosphäre in Heiligengrabe war noch die gleiche wie damals. Keine Hektik. Ein Ort der Ruhe.«

Beim Stöbern im Klosterladen fiel ihr ein Taschenbuch ins Auge. Wie es manchmal so ist. Es war die Lebensgeschichte der einfachen Bäuerin Lieschen Straßenburg, die von der Journalistin Dagmar Wahnschaffe auf Tonband aufgezeichnet und dann in Buchform veröffentlicht worden war.[1] Karin kaufte das Buch und verschlang es regelrecht.

Viele der Orte, von denen Lieschen erzählte, waren auch Karin bekannt. Den größten Teil ihres Lebens verbrachte Lieschen auf ihrem Hof in Heiligengrabe. Karin war während ihrer Zeit im Kloster häufig an Lieschens Haus vorbeigegangen. Sie ist sich aber nicht sicher, ob sie der Bäuerin einmal begegnet ist.

»Und jetzt bin ich also in der gleichen Situation. Ich erzähle meine Lebensgeschichte und eine jüngere Frau schreibt sie auf.«

Karin ist ebenso begeistert von dieser Idee, wie ich es bin.

Es ist eine besondere Lebensgeschichte, die Karin zu erzählen hat. Sie möchte ihre Erfahrungen und den Entwicklungsprozess, den sie durchlaufen hat, teilen. Es ist Karins Wunsch, anderen Menschen mit ihrer Geschichte Mut zu machen.

---

[1] Straßenburg, Lieschen u. Dagmar Wahnschaffe: *Lieschen. Eine märkische Bäuerin erzählt ihr Leben*. Reinbek b. Hamburg: Rowohlt 2005.

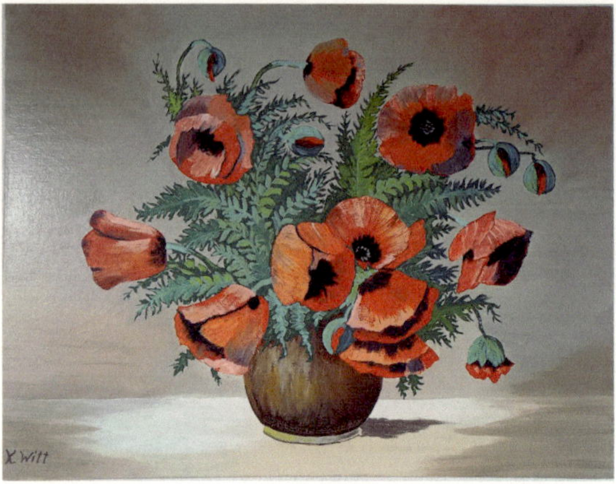

Karin Witt, *Mohnblumen*, Öl, um 2010

»Ich fange erst jetzt an
– es mag merkwürdig klingen –
aber erst jetzt fange ich an zu leben!«

(Karin Witt)

1

Ein Jahr

Ich bin seit sechsundsiebzig Jahren auf dieser Welt, doch seit dem 19. August 2002 feiere ich zweimal im Jahr meinen Geburtstag.

Einige Wochen davor, es ist ein Frühlingstag, da merke ich, dass irgendetwas nicht stimmt mit mir. Ich bin so unendlich müde. Wir leben in Thurow, das ist ein ganz kleines Dorf bei Brühl, und ich arbeite als Tagesmutter. Mittags, wenn die Kleinen oben in ihren Bettchen liegen und schlafen, sitzen mein Mann Peter und ich unten in der Küche und essen. Die Türen habe ich immer angelehnt, damit ich auch sicher mitbekomme, wenn die Kinder aufwachen. Während wir essen, hätte auch ich einschlafen können. Im Sitzen, am Tisch. So müde bin ich. Dieser Zustand zieht sich über einige Wochen.

Im August habe ich Urlaub und bekomme eine Gastritis. Zumindest sieht es für mich wie eine Gastritis aus. Meine Hausärztin führt eine Ultraschalluntersuchung durch und schaut mich anschließend sehr ernst an.

»Frau Witt, ich schreibe Sie krank.«

Ich bin vollkommen überrascht und entgegne:

»Ich brauche keine Krankschreibung, ich habe doch Urlaub. Ich brauche lediglich ein paar Tabletten gegen meine Magenschmerzen.«

»Nein«, sagt sie, »ich schicke Sie zu einem anerkannten Spezialisten. Dr. Hofmeister[2], er ist Gastroenterologe in Schwerin. Normalerweise ist es schwer, zeitnah einen Termin bei ihm zu bekommen. Aber in Ihrem Fall...«

Zwei Tage später sitze ich in Dr. Hofmeisters Behandlungszimmer. Nach seiner Ultraschalluntersuchung schaut auch er mich ernst an. Da frage ich:

»Es sieht nicht gut aus?«

»Ganz und gar nicht«, antwortet er.

Ich habe Non-Hodgkin-Krebs. Lymphdrüsenkrebs. Der Tumor ist im Dünndarm eingebettet und bereits kindskopfgroß. Ich bin völlig durch den Wind. So viele Fragen kreisen in meinem Kopf:

Was wird jetzt?

Wie geht es weiter?

Habe ich noch ein bisschen Zeit?

Weitere fünf Tage später liege ich bereits auf dem OP-Tisch. Der größte Teil meines Dünndarms muss entfernt werden. Nur etwa dreißig Zentimeter des mehr als drei Meter langen Organs bleiben mir erhalten. Diese Operation findet am 19. August 2002 statt.

Für den Eingriff ist es allerhöchste Zeit. Die Operation verläuft gut. Die Ärzte bewahren mich davor, in diesem

---

[2] Anm. S.K.: Namen von Personen, die nicht Karin Witts Familie oder Freundeskreis angehören, wurden geändert.

Jahr zu sterben. Sie sagen, dass ich keine Chemo und keine Strahlen bräuchte, sie hätten alles rausgenommen.

Doch die Prognose der Ärzte haut mir den Boden unter den Füßen weg:

»Frau Witt, Sie haben noch eine Lebenserwartung von höchstens einem Jahr.«

Ein Jahr. Ich bin wie gelähmt. Es ist alles zu viel. Vorige Woche dachte ich noch, ich hätte eine Gastritis und nun soll ich in einem Jahr tot sein. Damit muss ich erstmal klarkommen.

Eine Krankenhauspsychologin kommt zu mir, aber die Chemie stimmt nicht zwischen uns. Ich will nicht mit ihr sprechen. Sie gibt mir das Gefühl, als würde sie abschätzig auf mich hinabblicken. Ihr gegenüber kann ich mich nicht öffnen.

Nur mit meiner Familie möchte ich sprechen. Doch es ist noch zu schwer für meine Lieben. Wir brauchen alle Zeit, um den ersten Schock zu überwinden. Zunächst hilft es mir aber schon, dass sie bei mir sind, wann immer sie können. Es ist alles noch zu frisch. In der nächsten Zeit versuchen wir alle stark zu sein und uns gegenseitig nicht zu zeigen, wie es in uns aussieht. Ich möchte meine Lieben nicht noch mehr belasten und kann nicht vor ihnen weinen. Sie wollen nicht, dass ich merke, was für eine Angst sie um mich haben. Über meine verbleibende Lebenszeit sprechen wir erst einmal nicht.

Ich bleibe einen Monat im Krankenhaus und sie kommen mich immerzu besuchen. Carmen wohnt in Rostock, Maren in Güstrow. Nach der Arbeit fahren sie zu mir nach Schwerin. Um bei mir zu sein, legen meine Mädchen enorme Strecken zurück. Draußen ist Sommer und Maren bringt mir oft selbst gepflückte Feldblumensträuße mit. Das sind meine schönsten Sträuße.

Nachdem ich von der Intensivstation entlassen worden bin, fange ich an, auf den Krankenhausgängen spazieren zu gehen. Dabei halte ich mich an den Stangen fest, die an den Wänden angebracht sind. Ich will keine Thrombose bekommen und bekomme dafür von den Krankenschwestern bewundernde Kommentare. Doch in Wirklichkeit bin ich am Ende meiner Kräfte. Denn ich nehme rapide ab und bin völlig wund. Es ist schlimm.

Die Ärzte versuchen alles Mögliche, aber der längste Teil meines Verdauungstrakts fehlt seit der Operation und ist nicht zu ersetzen. Ich kann zwar essen, mein Magen ist ja in Ordnung, aber mein Körper schafft es nur noch drei bis fünf Prozent der Nährstoffe aus der Nahrung aufzunehmen – mehr nicht. Und ich scheide nur Säure wieder aus. Böse, böse ist das. Man erklärt mir, dass der Nahrungsbrei, der durch meinen Dickdarm geht, noch die starke Säure aus dem Magen enthält. Der Dünndarm war dafür da, diese Säure zu neutralisieren. Und er hatte die Aufgabe, die Nahrung zu spalten und die Nährstoffe zu resorbieren, also in den Körper aufzunehmen.

Meine Rettung ist schließlich mein Ernährungsberater Herr Lukas, ein ganz herzlicher Mensch. Eines Tages setzt er sich zu mir auf die Bettkante und sagt:
»Frau Witt, ich hab' was für Sie, das wird alles erleichtern.«
Um zu überleben, brauche ich vorgespaltene Nahrung. Eine Nährlösung, die intravenös verabreicht wird. Dafür soll ich einen Port gelegt bekommen.
»Ein Portkatheter, das ist ein implantierter, permanenter Zugang zur Vene. Über eine Kanüle bekommen Sie Infusionen von vorgespaltener, flüssiger Nahrung direkt in Ihre Vene, also in Ihren Blutkreislauf geleitet. Sie werden von da an parenteral, das heißt künstlich ernährt. Das andere bringt alles nichts bei Ihnen.«

So bekomme ich meinen ersten Port gelegt. Von nun an geht es wieder bergauf mit mir. Langsam merke ich, wie sich mein Körper regeneriert. Nach etwa sechs Wochen kommt auch mein Appetit zurück.

Ich spreche mit meiner jüngeren Tochter:
»Maren, ich habe eine Bitte. Ich möchte nicht mehr an meine Arbeit erinnert werden, wenn ich nach Hause komme. Verschenk' alles, verkauf' alles, was du kannst, gib' alles weg. Bis auf das Regal, wo die Kinderbücher alle drin sind, das kann ich für meine Bücher gebrauchen. Ansonsten, die Bettchen, das ganze Spielzeug, alles was zu den Tageskindern gehörte, gib es weg. Das tut mir nur weh, wenn ich nach Hause komme und das sehe.«

Maren erfüllt mir meinen Wunsch. Sie bringt mir eine Kaffeedose mit ins Krankenhaus, die ist mit weißem Krepppapier verkleidet und auf dem Deckel klebt ein Hahnenkopf aus Papier. Weil wir Hühner haben. Ich schütte die Dose auf meiner Bettdecke aus. Es sind über dreihundert Euro darin. Ich bin Maren sehr dankbar. Trotzdem ist es ein seltsames Gefühl. Dreihundert Euro, ein Regal und schöne Erinnerungen sind es also, die mir bleiben von den vergangenen eineinhalb Jahren, in denen ich mit meinen »Kurzen« gearbeitet habe.

Mein Leben lang habe ich hart gearbeitet, in den unterschiedlichsten Bereichen. Mit vierundfünfzig Jahren habe ich mir endlich meinen beruflichen Traum erfüllt und bin Tagesmutter geworden. Wenn es nach mir gegangen wäre, hätte ich schon als Siebzehnjährige mit Kindern gearbeitet. Als Diakonieschwester in der Stiftskirche in Wernigerode. Doch meine Mutter und mein Leben hatten anderes mit mir vor…

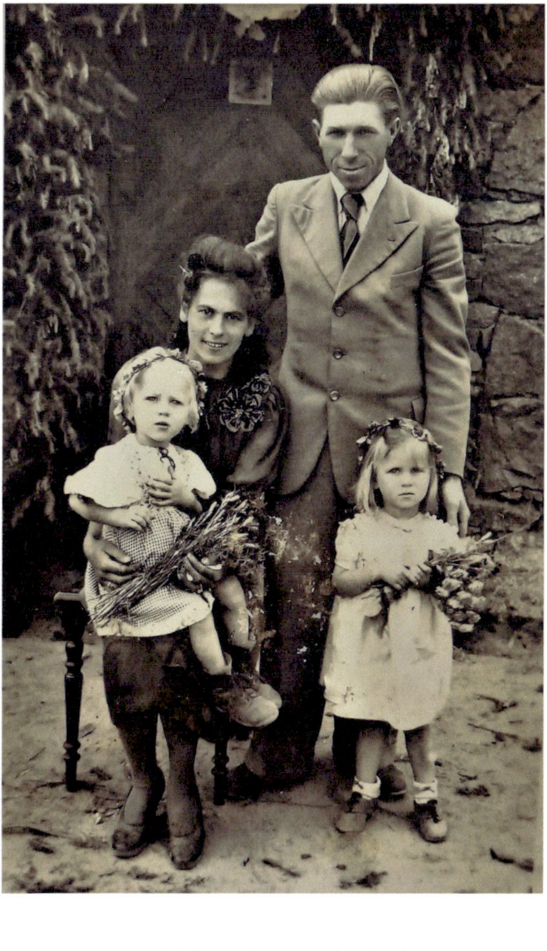

Karins Eltern, Edeltraud, Karin (rechts), 1948

2

Wie alles begann

Zum ersten Mal geboren wurde ich im Jahr 1946 in Schabernack. Das war zu dieser Zeit ein ganz kleines Dorf in der Prignitz, drei Kilometer entfernt von der Kleinstadt Meyenburg, mit etwa dreitausend Einwohnern. Heute ist Schabernack ein Ortsteil von Meyenburg und gehört zum Landkreis Prignitz in Brandenburg.

Mein Vater kam ursprünglich aus Ostpreußen. Seit 1938 lebte er in Schabernack. Meine Mutter wurde in Groß Nemerow, südlich von Neubrandenburg geboren. 1928 zog ihre Familie nach Käselow bei Güstrow. Im nahegelegenen Karow besuchte meine Mutter später die Schule. Als junge Frau wurde sie dann in Meyenburg in einem Haushalt als Dienstmädchen angestellt, wie es damals üblich war. Ihre Freundin war die Schwester meines Vaters. So haben sich meine Eltern kennengelernt. Sie war eine bildschöne Frau, meine Mutter, eine herzliche, liebenswerte Person. Doch das Leben machte sie hart.

Meine Kindheit empfand ich als beinahe lieblos. Ich bekam noch drei Geschwister dazu. Wir sind drei Mädels und ein Junge. Mein Bruder Reiner ist fünf Jahre jünger, die Schwestern Edeltraud und Doris sind ein und sieben Jahre jünger als ich. Unsere Eltern waren völlig überfordert mit ihrem Leben. Sie hatten nie Zeit für uns Kinder.

Bereits 1946 bauten meine Eltern in Schabernack ein Häuschen am Waldrand. In der Nachkriegszeit wurde in der Sowjetischen Besatzungszone im Zuge der Bodenreform Land vergeben. Diese Möglichkeit nahmen meine Eltern in Anspruch. Sie pachteten ein Stückchen Land und betrieben eine kleine Bauernwirtschaft. Auf den kleinen Feldern bauten sie Getreide, Rüben und Kartoffeln an. Zudem hielten sie einige Tiere. Es gab zwei Pferde, zwei Kühe, vier oder fünf Schweine und Geflügel. Mit der Pacht gingen bestimmte Auflagen einher. »Kontingent und freie Spitzen« nannte man das. Eine vorgegebene Menge der landwirtschaftlichen Erzeugnisse musste abgegeben werden. Diese Vorgaben mussten strikt eingehalten werden. Nur was in der Produktion das Ablieferungssoll überstieg, durfte behalten oder verkauft werden. Wenn wir mal nicht so viele Eier hatten, mussten wir alle zur Abnahmestelle bringen und selbst verzichten. Bloß, dass das dann alles stimmte mit den Abgaben.

Als meine Schwester Edeltraud und ich etwa drei und vier Jahre alt waren, bekamen meine Eltern vom Staat ein junges Mädchen zur Unterstützung geschickt. Die vielleicht

Vierzehnjährige passte auf uns Kinder auf, während unsere Mutter arbeitete. Das Mädchen blieb aber nicht lange bei uns. Bald fiel auf, dass Edeltraud und ich abends immer schrecklichen Hunger hatten. Das Kindermädchen aß uns tagsüber das Essen weg.

Es waren die Jahre nach dem Krieg. Die Menschen hatten Hunger. Das kann man sich heute gar nicht mehr vorstellen. Wie wir uns jedes Jahr auf Weihnachten freuten. Da gab es dann Ente und Rotkohl, ein richtiges Festessen. Das war etwas ganz Besonderes. Und ich erinnere mich noch an den wunderbaren Geschmack der Kekse. Später habe ich solch einen Genuss nie wieder empfunden. Vielleicht, weil es gute Sachen nur selten gab, vielleicht schmeckten die Kekse deswegen so gut.

Aber es gab im Dorf auch Leute, denen es richtig gut ging. Die beneideten wir manchmal ein bisschen. Bei denen gab es am Wochenende Brötchen, bei uns immer Brot.

Es gab eine Zeit, da nutzten meine Eltern das Backhaus im Dorf. Dorthin ging man mit seinem Brot- oder Kuchenteig. Jeder durfte den großen Ofen nutzen. Brot und Kuchen wurden gesondert abgebacken. Später kauften wir unser Brot bei einem Bäcker in Meyenburg.

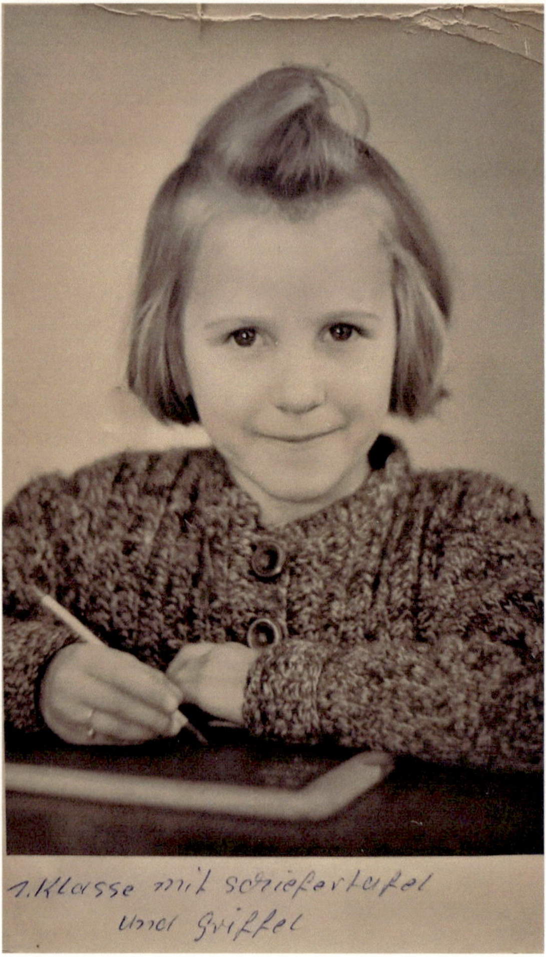

»1. Klasse mit Schiefertafel und Griffel«, Karin, 1952

In Meyenburg gingen meine Geschwister und ich auch zur Schule. Ich ging acht Jahre zur Grundschule. Immer zu Fuß. Jeden Tag und bei jedem Wetter mussten wir morgens die drei Kilometer zur Schule und mittags wieder zurücklaufen. Wenn am Nachmittag die Christenlehre für die jüngeren Kinder und später der Konfirmandenunterricht für die Älteren stattfanden, mussten wir an diesen Tagen sogar die doppelte Strecke laufen. Im Winter stapften wir manchmal durch kniehohe Schneewehen. Dann kamen wir vollkommen durchnässt in der Schule an. Wir liefen völlig ungeschützt. Eine Regenjacke oder einen Regenschirm hatten wir damals nicht. In der ersten Klasse hatte ich eine ältere Lehrerin, die war wie eine Mama zu uns. Sie setzte uns an die Heizung, damit wir unsere Sachen wenigstens einigermaßen trocknen konnten. Aber später, bei den jungen Lehrern, da gab es so etwas nicht. Ich erkältete mich häufig.

Bevor wir Kinder nach Schulschluss den Heimweg antraten, kaufte ich beim Bäcker das Brot für unsere Familie und klemmte es mir unter den Arm. Natürlich hatten meine Geschwister und ich Hunger nach unserem Schultag. Also knabberten wir manchmal gleich etwas von der Brotkruste ab. Doch dann war ein Loch im Brot und zu Hause gab es Schelte dafür. Trotzdem machten wir es immer wieder.

Soweit ich zurückdenken kann, meine Mutter nahm mich nie in den Arm. Mein Vater war schnell ungeduldig. Wenn ich nicht spurte, bekam ich Prügel. Mit dem Gürtel, mit der Peitsche – was er gerade so zur Hand hatte. Das passierte

nicht regelmäßig, aber doch ab und an. Wegen Nichtigkeiten. Eine Geschichte kann ich erzählen: Ich war, glaube ich, zwölf Jahre alt und eine Klassenarbeit stand bevor. Meine Freundin im Dorf bot mir an, mir beim Lernen zu helfen. Sie war sehr gut in der Schule. Ich traf mich mit ihr, um alles noch einmal durchzugehen. Meine Eltern schlachteten an dem Tag. Als ich nach Hause kam, drückte mir meine Mutter die fettige Schüssel mit Gehacktem in die Hände. Ich sollte sie in den Nebenraum bringen und auf den Schreibtisch stellen. Kurz vor dem Schreibtisch glitt mir die schmierige Schüssel aus den Händen. Sie fiel auf den Boden und zerbrach. Da prügelte mich mein Vater derart mit dem Gürtel, dass meine Mutter rief:
»Halt an! Du schlägst sie ja noch tot.«
Ich wimmerte nur noch, ich konnte nicht mehr schreien. Es war eine harte Zeit.

Aber ich hatte zwei ganz wunderbare Omas. Zu meiner Oma mütterlicherseits fuhren wir mit der Bahn etwa eine Stunde. Meine Mutter und ihre Mutter verstanden sich gar nicht gut, doch für mich war sie eine herzige Oma. Manchmal durfte ich meine Ferien bei ihr verbringen. Wenn dann der Hausierer kam, das war aufregend. Einmal holte er ein weißes Kleid mit Pünktchen aus seinem Wagen.
»Das passt ihr doch.«
Und meine Oma kaufte es mir wirklich. Sowas vergisst man nicht. Ein anderes Mal schenkte sie mir eine kleine Kappe, eine grüne mit schwarzem Pelz abgesetzt und mit schwarzen Bommeln. Die liebte ich sehr.

Meines Vaters Mutter, das war eine herzensgute Frau. Sie lebte auch in Schabernack und kümmerte sich viel um uns Kinder. Ich hatte eine enge Bindung zu ihr. Sie nannte mich immer »Puppche«.
»Du bist mein Puppche«.
Sie war es, die mich auch mal in den Arm nahm. Sie nähte Kleider für meine Geschwister und mich und wenn die Blaubeeren reif waren oder es Zeit war Pilze zu sammeln, nahm sie mich mit in den Wald. In einem Jahr schenkte meine Oma meiner Schwester Edeltraud und mir je eine Puppe zu Weihnachten. Die beiden Puppenköpfe aus Pappmaschee kaufte sie. Die Körper und Kleidchen nähte sie selbst. Eine Puppe hatte ein ovales Köpfchen, die andere ein längliches. Obwohl meine Schwester ein Jahr jünger ist, war sie damals schon genauso groß wie ich und sie hat ein längliches und ich ein ovales Gesicht. Am Weihnachtsabend saßen da nun die beiden Puppen unter dem Tannenbaum. Automatisch ging Edeltraud auf die Puppe mit dem länglichen Köpfchen und ich auf die mit dem ovalen Köpfchen zu. Davon erzählte meine Oma noch oft.

Ich war schon immer so eine Zarte. Sechsmal wurde ich deswegen als Kind in Erholungsheime verschickt. Immer allein. Immer für etwa vier Wochen. Das erste Mal war ich erst sechs Jahre alt. Das weiß ich noch wie heute.
»Ist die niedlich!«
Ich wanderte von Arm zu Arm. Sehr zierlich war ich und nicht gerade groß. Der Arzt dachte immer, ich wäre unterernährt. In den Heimen sollte ich aufgepäppelt werden.

Lebertran bekam ich und all' so ein Zeug. Aber Schwarzbrot bekam ich nicht runter. Einmal saß ich da im Essenssaal, der erste Durchgang war schon fertig mit dem Essen, ich saß immer noch. Das wurde immer mehr in meinem Mund. Ich kriegte das Brot nicht runter. Ich kannte kein Schwarzbrot. Dann war der zweite Durchgang auch durch. Ich musste weiter sitzen bleiben. Das werde ich nie vergessen. Es war hart dort und ich hatte Heimweh, obwohl es zu Hause doch auch hart war.

Ich sah vielleicht etwas schwächlich aus, aber ich war zäh und ich konnte arbeiten. Wahnsinn, wie ich arbeiten konnte. Bloß, um ein Dankeschön, ein liebes Wort von meiner Mama zu hören, machte ich immer mehr und mehr. Doch was bekam ich zu hören?
»Ach, du kannst das ja. Beim nächsten Mal machst du es auch.«
Buff. So schaukelte es sich hoch. Ich machte immer und immer noch mehr.

Zum Spielen hatte ich nicht viel Zeit in meiner Kindheit. Ich bin die Älteste von uns Geschwistern und die Älteste, wie man so sagt, die musste immer ran. Als Älteste musste ich auf meine jüngeren Geschwister aufpassen und wenn Erntezeit war, durfte ich oft nicht in die Schule gehen. Meine Mutter nahm mich dann mit auf den Acker, Kartoffeln sammeln und Rüben ernten. Nur selten gingen auch meine Geschwister mit hinaus aufs Feld. Es gab natürlich auch damals die Schulpflicht, aber das wurde auf dem Land einfach entschuldigt. Die Ernte war wichtiger. Ich war sehr flink, das bemerkten auch andere. Wenn wir mit unserem großen Feld fertig waren, durfte ich beim Nachbarn helfen. Da bekam ich ein Taschengeld. Zu Hause bekam ich kein Geld. Von dem Taschengeld kaufte ich mir eine Uhr und ein paar Schuhe. Ich war so glücklich darüber. Da war ich elf oder zwölf Jahre alt.

Dann kam die LPG, das war die landwirtschaftliche Produktionsgenossenschaft. Ende der 50er Jahre traten meine Eltern bei. Sie mussten ihre Felder und alle Tiere abgeben, bis auf einige Hühner. Der landwirtschaftliche Besitz der Bauern wurde zu einem Kollektiv zusammengetragen. Die Arbeit wurde innerhalb der Genossenschaft aufgeteilt. Damit ging es besonders meiner Mutter ein bisschen besser. Sie hatte einen geregelten Tagesablauf und brauchte nicht mehr allein aufs Feld und die Tiere versorgen. Denn mein Vater arbeitete in einem Betrieb als Schlosser. Er reparierte Maschinen. Später wurde er sogar zum Leiter seiner Brigade.

Als meine Grundschulzeit vorbei war, hieß es:
»Alle Kinder vom Land dürfen in der Stadt keinen Beruf erlernen.«
Wir Landkinder sollten in der Landwirtschaft bleiben. Die landwirtschaftliche Arbeit war für das zierliche Mädchen, das ich war, schwer. Der Ansicht waren selbst meine Eltern. Da versuchte der Pastor unserer Gemeinde etwas anderes für mich zu finden und das gelang ihm auch. Nämlich die Haushaltsschule im etwa dreißig Kilometer entfernten

Kloster Stift zum Heiligengrabe. Diese Schule besuchte ich zwei Jahre lang. Eigentlich war es eine weiterführende Schule. Heute würde man wohl sagen, es war eine duale Ausbildung. Damals war es jedoch keine anerkannte Berufsausbildung. Zweimal in der Woche fuhr ich fünfzehn oder zwanzig Minuten zur Berufsschule in Wittstock, meistens mit der Bahn, manchmal mit dem Bus. Dort wurde der Stoff der neunten und zehnten Klasse durchgenommen sowie die Theorie zu der praktischen Arbeit, die in Heiligengrabe an den anderen Tagen verrichtet wurde.

Von meiner Zeit in Heiligengrabe konnte ich lange zehren. Es gefiel mir dort sehr und ich lernte so vieles. Die Diakonieschwestern nahmen mich liebevoll auf. Sie waren für mich wie eine neue Familie. Was meine Eltern mir nie geben konnten, bekam ich von den Diakonissen: Aufmerksamkeit, Anerkennung, Wertschätzung, Wärme – alles wonach ich mich immer gesehnt hatte.

Ich war sehr gläubig in dieser Zeit. Als ich meinen ersten kleinen Urlaub bekam, fuhr ich nach Hause. Meine Eltern hatten gerade Besuch. Wir saßen alle am Tisch und ich faltete meine Hände und betete still vor mich hin. Vor dem Essen und nach dem Essen. Das hatte ich so verinnerlicht von den Abläufen im Kloster. Ich betete, obwohl ich genau wusste, dass es meinem Vater vor dem Besuch peinlich war. So stark war mein Glaube an Gott, dass ich mir sagen konnte:

Der da oben ist viel größer als mein Vater. Vor dem muss ich viel mehr Respekt haben.

Mein Vater war für mich immer eine große Respektperson.

Er war sehr hart und ich hatte als Kind oft Angst, welche Reaktion mein Verhalten bei ihm auslösen könnte. Aber in dieser Situation am Esstisch ließ er mich beten. Er verlor kein Wort darüber.

Vor allem die eine Diakonissin, Carla Schöne hieß sie, das war eine alte Dame, die war sehr warmherzig. Sie drückte mir oft eine Tafel Schokolade in die Hand. Der Umgang mit ihr war freundlich und unbeschwert. Wenn es zur Feldarbeit ging, sagte sie zu mir:
»Karin, aber Hosen darfst du hier nicht tragen.«
Und ich traute mich, ihr die kecke Antwort zu geben:
»Die sind aber praktischer.«

Wichtig war für mich in dieser Zeit auch das Fräulein Schmitz. Sie war keine Diakonieschwester, sondern meine Handarbeitslehrerin. Fräulein Schmitz brachte uns Schülerinnen das Nähen bei. Nähen interessierte mich schon immer. Ich nähte damals eine Trägerschürze zum Wenden und einen Handarbeitsbeutel – auf diese beiden Arbeiten war ich besonders stolz. Die besten Stücke wurden präsentiert. Dafür musste ich mit zur Oberin gehen. Ich saß nervös im Vorraum, bis ich hereingerufen wurde. Drinnen begutachtete sie meine Arbeiten. Diese Situation war mir unangenehm. Aber sie wollte das so und ich war immer das Mädchen mit den besten Stücken, das zu ihr kommen musste.

Jedes Vierteljahr fand für die Schülerinnen ein Stationswechsel statt. Jede Station barg eine ganz eigene Welt. Ich arbeitete in der Altenbetreuung, lernte, wie man die Wäsche macht. Alles Mögliche lernte ich. Bloß in der Küche konnten sie mich nicht gebrauchen. Ich versuchte es, aber ich kam nicht an die Töpfe ran, die hingen zu hoch.

Im Stift arbeitete ich auch zum ersten Mal mit Kindern. Es gab eine Gruppe für behinderte Kinder, aber ich betreute auch nicht-behinderte Kinder. Die Arbeit mit den Kleinen, das war »meins«. Schon als ich selbst noch ein Kind war und auch als Jugendliche, der Wunsch einmal mit Kindern zu arbeiten, steckte wohl schon lange in mir drin. Vielleicht hat dazu beigetragen, dass ich immer wusste, dass ich gut mit Kindern umgehen kann. Schließlich hatte ich es früh gelernt, wenn ich auf meine jüngeren Geschwister aufpassen musste. Aber es ist noch viel mehr. Kinder geben einem so viel zurück, wenn man das Urvertrauen der Kleinen gewonnen hat. Das Lächeln eines Kindes macht glücklich. Viele von den Kindern im Stift waren Waisenkinder, die anderen kamen aus schwierigen Verhältnissen und konnten aus verschiedenen Gründen nicht bei ihren Familien leben. Es waren Kinder bis zwölf Jahre. Manche von ihnen fanden ihren Platz im Stift und blieben dort ihr Leben lang. Sie wurden in den Alltag des Stifts integriert. Es gab dort so viele Arbeiten zu verrichten, in der Landwirtschaft, in der Wäscherei oder in der Küche.

Wir Haushaltsschülerinnen hatten eine Mittagspause. In der Erdbeerzeit lief ich in den Pausen in den Garten und half beim Pflücken. Zum Dank für meine Hilfe bekam ich dann einige Erdbeeren auf einem Rhabarberblatt gereicht. Einen Teller oder eine Serviette hatte im Garten ja niemand zur Hand. Das war schön und die Erdbeeren schmeckten köstlich.

Als meine Zeit im Kloster Stift zum Heiligengrabe langsam zu Ende ging, fragte mich die Oberin, ob ich denn weiterhin mit Kindern arbeiten wollen würde. Das bejahte ich ganz klar. Da wollte sie mich nach Wernigerode schicken. Mit der dortigen Oberin war bereits alles abgeklärt. Ich sollte in Wernigerode mit Kindern arbeiten und ich hätte das so herzlich gerne gemacht. Zu dieser Zeit war es mein Wunsch, selbst Diakonieschwester zu werden. Doch meine Mutter war dagegen, sie wollte nicht, dass ich in den Harz gehe. Meine Tochter Carmen sagte später zu mir, dass ihre Oma in mir eine billige Arbeitskraft gesehen hat, auf die sie natürlich nicht verzichten wollte. Ich war siebzehn damals, und damit noch nicht volljährig. Da musste ich zurück zu meiner Familie, die inzwischen aus Schabernack weggezogen war.

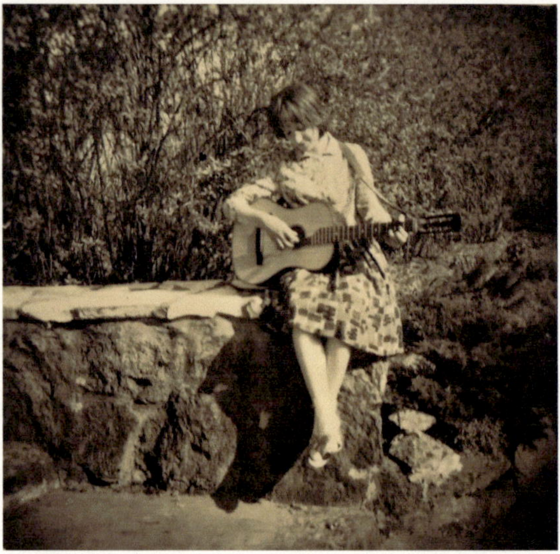

Karin, Heiligengrabe, 1963

3

Zwischenzeit

Das erste halbe Jahr nach der Operation verläuft wie im Leerlauf. Ich habe so viele Arzttermine, dass ich gar nicht zur Besinnung komme. Die Schmerzen, die Ängste und das Schlafdefizit. Damit muss ich erst einmal lernen umzugehen. Ich muss lernen mit den neuen Umständen zu leben.

Zweimal täglich kommt der Pflegedienst zu uns nach Hause. Am frühen Abend zum Anmischen meiner Nahrung und zum Anschließen an den Tropf und morgens, um den Infusionsschlauch wieder zu entfernen. Jede Nacht steht der Infusionsständer mit dem Ernährungsbeutel neben meinem Bett. Von circa achtzehn Uhr bis morgens gegen sieben Uhr tropft die flüssige Nahrung in mich hinein. Ich kann mit dem Schlauch zwischen meinem Port und dem Beutel schlafen. Aber da ist eine Menge drin, in so einem Beutel, und die ganze Flüssigkeit muss ja irgendwo hin. Sie geht in die Blase und dann muss ich mit meinem Infusionsständer zur Toilette. Alle zwei bis drei Stunden muss ich aufstehen.

Ich gönne mir in dieser Zeit so gut wie nichts. Mir fehlt ein Zahn und der Zahnarzt sagt:
»Frau Witt, wollen wir den nicht machen lassen?«
Ich antworte:
»Wissen Sie, man hat mir nur ein Jahr gegeben. Das Geld gebe ich jetzt nicht dafür aus.«
Er sieht mich mit großen Augen an.
»Aber Frau Witt...«
Ich setze nach:
»Aber ist doch so. So ein Implantat kostet viel Geld, das lasse ich lieber auf meinem Konto.«

Mit Kleidung ist es das Gleiche. Ich kaufe mir nichts. Ich brauche nichts. Wofür auch? Warum soll ich mir etwas Neues in den Schrank hängen? Es ist die Aussicht darauf, dass ich nur noch ein Jahr zu leben habe. Ich habe abgeschlossen mit meinem Leben.

Und dann werden meine Ängste real. Etwa ein Dreivierteljahr nach der großen Operation am 19. August 2002 wiederholt sich mein Alptraum. Abermals wird ein Tumor bei mir entdeckt. Es müssen doch noch Metastasen dagewesen sein, und wenn es nur eine einzige war. Nach diesem neuen Befund breche ich zusammen. Diesmal aber richtig.
Ich kann nur denken:
Die Ärzte hatten recht. Ein Jahr. Und ein Dreivierteljahr ist schon um. Das war es jetzt mit mir.

Kurz nach dieser grausamen Diagnose besucht mich eine Freundin meiner Schwester im Krankenhaus. Ich weine bitterlich. Vor ihr kann ich weinen. Meinen Kindern und meinem Mann kann ich die Tränen wieder nicht zeigen. Sie haben die vergangenen Monate so unendlich gelitten, das kann ich ihnen nicht auch noch antun. Aber vor dieser Frau, da heule ich ohne Ende und sie sagt nur:
»Lass' die Tränen raus. Du brauchst das jetzt. Das ist ganz wichtig.«
Sie sagt genau das Richtige. Die Tränen verschaffen mir ein bisschen Erleichterung. Carmen und Maren ergeht es genauso. Sie wollen mir nicht zeigen, wie groß ihre Angst ist, mich zu verlieren und sie wollen mich mit ihrer Angst nicht belasten. Also weinen sie sich bei Freunden aus. Davon erfahre ich erst später und ich verstehe es. Die Menschen, die mir nahestehen, die wollen helfen, aber sie können es nicht. Sie fühlen sich überfordert und hilflos.

Ich möchte mit Carmen über das Ende meines Lebens sprechen. Denn diese zweite Diagnose raubt mir meine letzte Kraft. Ich denke, dass mein Leben vorbei ist. Carmen soll wissen, dass es mein Wunsch ist, dass sie mich gehen lässt, wenn es so weit ist. Doch zu diesem Zeitpunkt ist sie noch nicht bereit für solch ein Gespräch. Sie verlässt das Zimmer. Ich bleibe allein zurück in meinem Bett und fange an zu weinen.

Erst viele Jahre später stellt sich heraus, dass in dieser Situation ein großes Missverständnis entstanden ist. Mein Anliegen war es, dass Carmen wissen sollte, dass ich glaubte, keine Kraft mehr zu haben, um jeden medizinischen Weg zu gehen, der mir vielleicht ein paar weitere Monate Lebenszeit ermöglichen würde. Ich wollte nicht mehr kämpfen. Doch Carmen verstand mein Anliegen als Bitte, sie solle die Entscheidung darüber treffen, ob ich weiterleben oder sterben würde.[3] *Fast zwanzig Jahre vergehen, bis wir uns über unsere Erinnerungen an dieses Gespräch austauschen und den Irrtum klären können.*

[3] Carmens Erinnerungen an diese Situation, S. 149f.

Es braucht noch eine Weile, bis wir auch voreinander weinen können. Als es dann so weit ist, fließen die Tränen bei allen und wir merken, dass es uns allen hilft, wenn wir bloß beieinander sind. Da sein und manchmal auch einfach gar nichts sagen, das tröstet uns in der ersten Zeit.

Schließlich folgt eine weitere große Operation, bei der mir der Uterus und ein Eierstock entfernt werden. Nach der OP wache ich auf und eine innere Stimme sagt mir:

Es reicht!
Ich habe genug durchgemacht.
Jetzt muss ich endlich aufwachen und an mich denken.
Ich werde lernen »Nein« zu sagen und auf mich zu achten.
Ich werde lernen zu leben!

Ich will leben! Und dafür werde ich mein Leben ändern. Ein fester Vorsatz, den ich umsetzen werde.

Diesmal kommt eine sehr nette Krankenhauspsychologin zu mir und bietet mir ihre Unterstützung an. Mit ihr kann ich mir gut vorstellen, zu sprechen. Aber ich lehne dennoch dankend ab.
»Es geht mir soweit gut. Ich habe meine Töchter, mein Mann ist da. Bei meiner Familie fühle ich mich gut aufgehoben.«
»Na, das ist das Beste, was Ihnen passieren kann«, sagt sie, und dann verabschieden wir uns.

Jetzt bekomme ich die harte Chemo, die ich nach der ersten Operation im vergangenen Jahr nicht bekam. Es dauert ein halbes Jahr. Sechs Zyklen. Immer wenn ich mich wieder etwas aufgerappelt habe, kommt der nächste Schub. Mir gehen die Haare aus, bis ich vollkommen kahl bin, am ganzen Körper. Ich habe keine Augenbrauen, keine Wimpern, ich habe gar nichts mehr. Ich kann meinen Anblick im Spiegel nicht ertragen, so schlimm sehe ich aus. Nachts trage ich ein Kopftuch, weil mir kalt ist. Selbst im Sommer. Dazu die Blasen im Mund, alles ist entzündet. Ich möchte nicht viel sprechen, es brennt so sehr. Ich bin völlig fertig und bekomme Depressionen. Früher konnte ich mir nicht vorstellen, was das genau bedeutet. Jetzt bekomme ich es am eigenen Leib zu spüren. Es ist heftig. Ich fange an zu weinen, aus heiterem Himmel, wegen Kleinigkeiten. Keine Ahnung, was da mit mir passiert. Oft sitze ich einfach nur apathisch herum. In dieser Zeit will ich niemanden sehen, außer meine engste Familie. Wenn meine Töchter mich nur in den Arm nehmen, dann ist das Balsam für meine

Seele. Wir müssen nicht viel reden. Es ist einfach die Art und Weise. Sie stehen mir so nahe, ich kann spüren, was sie mir mitteilen möchten. Manchmal gibt es einfach nichts zu sagen. Diese Floskeln,
»Das wird schon wieder!«
oder
»Du musst kämpfen!«
oder
»Du musst positiv denken!«
die sind sicher alle gut gemeint, aber sie helfen mir nicht.

Weiterhin kommt täglich der Pflegedienst zu uns nach Hause, ansonsten empfange ich niemanden. Ich bin wirklich am Ende all meiner Kräfte und denke oft:
Hoffentlich schaffe ich das.

Nach und nach, ganz langsam, schaffe ich es, mich wieder aufzurappeln. Ich kaufe mir eine Perücke und mit ganz kleinen Schritten geht es weiter.

Doch dann bekomme ich plötzlich extrem starke Rückenschmerzen. Ich komme wieder ins Krankenhaus und werde mit Morphinen vollgepumpt. Doch die stärksten Morphin-Pflaster können mir nicht helfen. Ich kann mich kaum noch bewegen. Schmerzen ohne Ende. Unvorstellbar. Wieder sagen alle:
»Karin, du musst kämpfen. Kämpfen!«

Aber ich kann nicht mehr. Das ist kein lebenswertes Leben mehr für mich. Jede Bewegung schmerzt grausam. Ich quäle mich. Mein Körper wird am Leben erhalten, aber ich vegetiere nur noch dahin. Ich schreibe meinen Abschiedsbrief.

In dieser Zeit heiratet meine Enkelin Laura und wird bald schwanger. Laura und ich haben eine ganz innige Beziehung. Schon immer, seit sie geboren ist. Als Kind war sie stark auf mich fixiert. Da ist etwas ganz Besonderes zwischen uns. Zu meinen anderen Enkelkindern habe ich auch eine starke Bindung, aber Laura war einfach unser erstes Enkelchen.

Laura kommt zu Besuch. Sie nimmt mich in den Arm und sagt:
»Omi, weißt du was? Du willst doch noch dein Urenkelchen in den Arm nehmen. Gib nicht auf.«

Ich werde nach Rostock in die Uniklinik verlegt. Und da kann man mir wirklich helfen. Wenn ich wegen irgendetwas in die Klinik muss, dann nur noch nach Rostock. Dort wird sofort ein MRT gemacht. Das wurde vorher nicht gemacht. Es ist kein Wunder, dass ich solche Schmerzen habe. Meine Knochen sind stark angegriffen. Die Ärzte haben keine genaue Erklärung dafür. Vielleicht ist es eine Auswirkung der Chemotherapie. Es könnte aber auch ein Rheumaschub oder Borreliose sein. Dennoch bekomme ich schließlich ein Medikament, das hilft. Meine Knochen regenerieren sich und die Schmerzen verschwinden vollständig. Gott sei Dank.

Mein Urenkelchen ist acht Wochen alt, da sehe ich die kleine Leandra zum ersten Mal. Wir wollen mit der ganzen Familie nach Hiddensee fahren. Laura klingelt bei uns und ich höre Leandra schon unten an der Eingangstür, sie weint. Ich gehe runter und sehe dieses kleine, winzige Etwas in dieser Wippe. Dass ich dieses Wunder erleben darf! Es ist unbeschreiblich schön, dass ich noch da sein darf.

Das Familientreffen auf Hiddensee ist so schön, dass wir es wiederholen wollen. Über die Jahre entsteht eine Tradition. Wenn möglich, gibt es inzwischen einmal im Jahr ein Familientreffen. Immer an verschiedenen Orten. Alle kommen sie angefahren, dreizehn Personen sind wir dann insgesamt. Carmen und Maren mit ihren Männern Karsten und Wolfgang, meinen wunderbaren Schwiegersöhnen. Außerdem kommen unsere drei zauberhaften Enkeltöchter Laura, Natalie und Julia. Laura bringt natürlich ihren Mann Gorghita mit und ihre Kinder, unsere allerliebsten Urenkel Leandra, Rebecca und Leonid. Wir haben uns im Allgäu getroffen, in Weimar, im Harz... Durch die Corona-Pandemie mussten wir unser geplantes Treffen in der Nähe von Dresden nun schon einmal verschieben. Aber ich freue mich sehr darauf, wenn es wieder möglich ist.

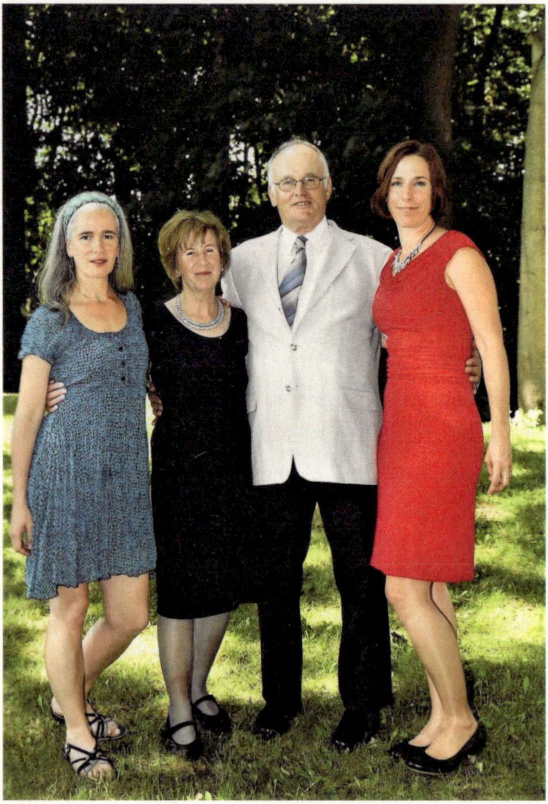

Carmen, Karin, Peter, Maren, 2014

4
Güstrow

Meine Eltern wollten das Landleben hinter sich lassen. Sie lebten mit meinen Geschwistern inzwischen in Bergsoll, einem anderen Dorf in der Nähe von Meyenburg. Doch Anfang der 1960er Jahre war es gar nicht möglich, einfach vom Land in die Stadt zu ziehen. Es sei denn, man fand einen Tauschpartner. Sie suchten – und wurden tatsächlich fündig. Bekannte aus Güstrow wollten aufs Land ziehen. Der Tausch kam zustande. Die Bekannten meiner Eltern zogen nach Bergsoll. Im Gegenzug zog meine Familie nach Güstrow und übernahm zugleich die Gärtnerei der Tauschpartner. Die ganze Familie zog um. Ich musste also hinterher. Denn zunächst wohnte ich noch in Heiligengrabe.

Als ich zwei Wochen Urlaub hatte, kam ich zum ersten Mal nach Güstrow. Anschließend ging es noch einmal für drei Wochen zurück in das Kloster. Doch während dieses Urlaubsaufenthalts bei meinen Eltern begegnete ich Peter zum ersten Mal – und der verliebte sich spontan in mich. Peter war ein Sohn der Nachbarsfamilie, die in einem Reihenhaus direkt gegenüber der Gärtnerei wohnte.

Das Haus, das meine Familie in Güstrow bezog, sah marode aus. Es musste erst einmal völlig saniert werden. Als meine Zeit in Heiligengrabe schließlich vorbei war und ich auch nach Güstrow zog, half Peter meinen Eltern bei der Haussanierung – um mir nahe zu sein. Das Geld, das meine Eltern gespart hatten, war schnell aufgebraucht. Aber mein Vater hatte goldene Hände, das muss ich wirklich sagen. Handwerklich konnte er einfach alles. Was er anfasste, das gelang ihm.

Die Gärtnerei hatte ein großes Grundstück. Dort bauten meine Eltern Gemüse und Obst an und verkauften dieses. Zudem arbeitete mein Vater weiterhin und bis zu seiner Rente als Schlosser. Meine Mutter arbeitete ein paar Stunden am Tag in einem Kindergarten. Sie half immer in den Stoßzeiten aus. Morgens, wenn die Kinder gebracht wurden und am Nachmittag, wenn sie von ihren Eltern wieder abgeholt wurden.

Ich fing an, in der Bäckereifabrik zu arbeiten. Das Geld, das ich verdiente, musste ich an meine Eltern abgeben. Bis auf einen winzigen Rest. Davon konnte ich mir keine größeren Anschaffungen leisten. Im Winter lud mich Peter ein, er wollte mit mir nach Rostock in den Zoo fahren. Doch ich hatte keinen Wintermantel. Ich war aus meinen Sachen vom Vorjahr herausgewachsen. Da ging er los und kaufte mir einen neuen Mantel und dazu auch noch eine schöne Strickjacke. Mir war das so unendlich peinlich.

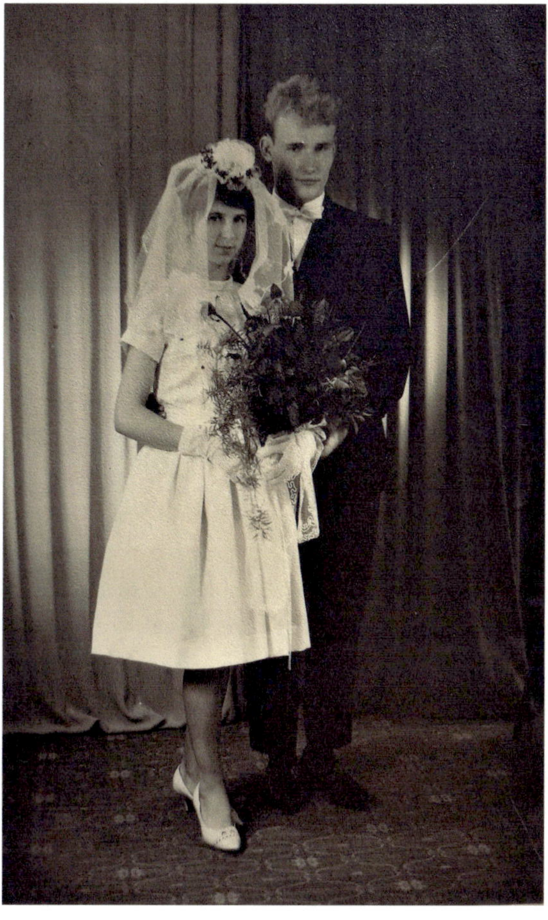

Karin und Peter, Hochzeit, 1964

Ja, er war sehr liebevoll. Ein Jahr später heirateten wir schon. Da war ich gerade achtzehn. Ich wollte weg von meinen Eltern, raus aus dem Haus. Dort ging es mir nicht gut. Kurz vor der Hochzeit zogen Peter und ich bereits zusammen. Genauer gesagt, ich zog zu ihm, auf die andere Straßenseite. Er bewohnte ein winziges halbes Zimmerchen in seinem Elternhaus.

Das Haus hatte zwei separate Wohnungen. Unten wohnten seine Eltern in eineinhalb Zimmern mit Küche. In der oberen Etage gab es neben unserem noch ein etwas größeres Zimmer, in dem wohnten Peters Bruder mit seiner Frau, dem gemeinsamen Kind und der Mutter der Frau. Oben gab es zudem eine Toilette, die alle Bewohner des Hauses benutzten, aber kein Badezimmer, und eine Küche. Die Küche nutzten Peter und ich gemeinsam mit der Familie meines Schwagers. Ich musste immer warten, bis sie endlich fertig waren. Sie hatten Vorrang, weil ja ein Kind da war. Für etwa eineinhalb Jahre ging das so. Das war eine schwierige Situation, so beengt zu wohnen.

Kurz vor der Geburt unserer Tochter Carmen im Herbst 1965 bekamen wir die ganze obere Wohnung. Denn Peters Bruder konnte mit seiner Familie endlich eine eigene Wohnung beziehen. Wir richteten es uns richtig kuschelig ein in den eineinhalb Zimmern, die nun unser waren. Kurze Zeit später verstarb mein Schwiegervater. Peters Mutter wohnte jedoch weiterhin unter uns. Sie machte es mir wirklich nicht leicht. Aber nicht nur mir, auch die Ehefrauen von Peters Brüdern hatten unter ihr zu leiden. Es war nicht einfach mit ihr, absolut nicht. Sie war ein schwieriger Mensch.

Es war wohl ähnlich wie bei meiner Mutter. Sie hatte ebenfalls ein schweres Leben. Sechzehn Kinder hatte sie geboren. Nur fünf sind erwachsen geworden.

Peter und ich versuchten händeringend, irgendwo eine andere Wohnung zu bekommen. Um mehr Abstand zu ihr zu haben. Aber Wohnungen waren knapp, es war sehr schwer, eine zu bekommen.

Es klappte endlich, als unsere zweite Tochter Maren unterwegs war. Das war 1971. Kurz vor Marens Geburt zogen wir in die Südstadt. In einen Neubau mit Balkon. Das war damals das Highlight.

Als ich mit Carmen schwanger war, nahm ich mir bereits fest vor, dass ich es anders machen wollte als meine Mutter. Meine Töchter sind absolute Wunschkinder. Ihre Geburten machten mich zur glücklichsten Frau der Welt. Ich wollte Zeit mit meinen Kindern verbringen. Ich wollte für sie da sein. Meine Eltern hatten nie Zeit für mich, weil sie beide so eingespannt waren in ihrem harten Leben. Ich versuchte, es anders zu machen. Und ich schaffte es.

Ich bastelte mit meinen Töchtern, las ihnen Geschichten vor und wir sangen gemeinsam Lieder – auch wenn ich keine schöne Singstimme habe, das war egal. Abends gab es Gute-Nacht-Geschichten, die Bettkantengeschichten, grundsätzlich, jeden Abend. Wir verbrachten so viel Zeit miteinander wie möglich war und sie wuchsen behütet auf. Carmen und Maren hatten aber auch ihre Freiheiten. Heute sagen beide:

»Wir hatten eine schöne Kindheit und eine freie Kindheit.«

Maren war schon immer eine Anführernatur. Sie hatte immer andere Kinder um sich herum und lief mit ihnen zu Fuß den ganzen Weg von uns bis in den Lüssower Wald an der Schleuse. Das war bestimmt eine Strecke von vier Kilometern. Da war Maren vielleicht elf Jahre alt. Die Kinder schleppten Essen und Trinken mit. Ich buk für sie dieses kleine Schmalzgebäck, »Fantasie-Küchlein« nannten wir es. Das war Eierkuchenteig, der am Schluss in Zucker gewälzt wurde. Diese Küchlein liebten die Kinder. Sie waren so glücklich, wenn ich sie ihnen mitgab. Und dann liefen sie da hoch, den ganzen weiten Weg. So kleine Kinderfüße. Das war unglaublich. Im Wald bauten sie sich eine Burg aus Ästen. Heute wäre das undenkbar. Wer lässt heute seine Kinder einfach so auf die Straße und außer Sichtweite – ganz ohne Handy? Das gab es ja damals noch lange nicht. Carmen und Maren hatten wirklich eine schöne Kindheit. Peter und ich ließen unsere Töchter machen, und das tat ihnen gut. Sie haben sich zu selbstständigen Menschen mit einem gesunden Selbstvertrauen entwickelt. Darüber bin ich sehr glücklich. Natürlich war ich keine perfekte Mutter. Aber ich habe mein Bestes gegeben. Ich bin stolz auf meine Töchter – und auch auf mich, dass ich es geschafft habe, anders als meine Mutter zu sein. Und das, obwohl auch ich sehr eingespannt war in meinem Leben.

Rezept
Fantasie-Küchlein

250 Gramm Mehl
250 Gramm Speisestärke
3 Eier
1 Esslöffel Zucker
1 Päckchen Backpulver
1 Päckchen Vanillinzucker
etwas Milch
2x Butterschmalz

Mehl, Speisestärke, Eier, Zucker, Backpulver und Vanillinzucker mit etwas Milch zu einem glatten Teig verrühren. Der Teig darf nicht flüssig sein.

Butterschmalz in einem Topf schmelzen und zu einem Fettbad erhitzen.

Mit einem Löffel kleine Teig-Portionen in das heiße Fettbad geben und goldbraun ausbacken. Die so entstandenen fantasievollen Gebilde mit einem Schaumlöffel herausnehmen, auf ein Kuchengitter legen und mit Zucker bestreuen.

Nach Marens Geburt nahm ich Schreibmaschinenunterricht an der Abendschule. Anschließend konnte ich damit ein wenig Heimarbeit machen. Später arbeitete ich im Kleiderwerk, das ging auch ohne Ausbildung. Denn meine Zeit als Haushaltsschülerin wurde nirgends als Ausbildung anerkannt. Das störte mich. Deswegen ging ich noch einmal zur Abendschule und machte eine Näherinnenausbildung. Nach einem Jahr schloss ich die Ausbildung ab und hatte endlich eine anerkannte Berufsausbildung. Nun war ich Kleiderfacharbeiterin und arbeitete weiterhin im Kleiderwerk, für viele Jahre, das machte mir Spaß. Nähen war schließlich, ebenso wie die Arbeit mit Kindern, schon immer »meins«.

Peter war ständig unterwegs. Für seine Familie hatte er kaum Zeit. Er war Fleischuntersucher im Fleischkombinat. Um sechzehn Uhr war Feierabend, dann ging er direkt in die Kongresshalle zum Training, denn ehrenamtlich war er Übungsleiter im Ringen. Früher war er selbst ein aktiver und erfolgreicher Ringer gewesen, nun trainierte er »seine Jungs« mit Leib und Seele. Das war seine Welt. An den Wochenenden war er oft auf Wettkämpfen unterwegs. In der ersten Zeit fuhr ich noch mit. Weil ich bei ihm sein und Zeit mit ihm verbringen wollte. Doch dann war ich zwar anwesend, aber für Peter praktisch unsichtbar. Er hatte keine Zeit für mich, denn er musste für seine Jungs da sein und sich auf die Kämpfe konzentrieren. Da sagte ich mir irgendwann:
Das tue ich mir nicht weiter an.

Häufig brachte Peter die jugendlichen Ringer mit zu uns nach Hause, wenn sie vom Turnier kamen. Sechs Jungs manchmal, auf einem Haufen. Ausgehungert waren die. Ich kümmerte mich darum, dass sie etwas zu essen bekamen. Wir hatten immer reichlich zu essen, weil Peter ja auf dem Schlachthof arbeitete. Die jungen Ringer mussten Gewicht halten, sie durften vor dem Wettkampf nicht richtig essen. Da kann man sich vorstellen, was sie am Abend für einen Hunger mitbrachten. Oft war es dann so spät, dass die Jungs, die aus der Umgebung von Güstrow kamen, ihren letzten Zug verpassten. Dann übernachteten sie alle bei uns. Peter engagierte sich sehr. Er organisierte Weihnachtsfeiern, Versammlungen und auch Treffen außer der Reihe. Das verstand er. Wir gingen zelten. Einfach, um zusammenzukommen, um Zeit mit den Jungen zu verbringen, auch außerhalb des Trainings und der Turniere. Andere Übungsleiter mit ihren Gruppen kamen dazu. Peter ging mit den Kindern angeln. Ich brachte Kuchen mit. Es war schön, über die Jahre miterleben zu dürfen, wie aus den Jungs Erwachsene wurden. Aus dieser Zeit sind enge Freundschaften hervorgegangen. Für viele der Jugendlichen wurde Peter zum Vertrauten, zum Ersatz-Papa. Viele melden sich noch heute bei uns und kommen gelegentlich zu Besuch. Das gibt uns beiden ein gutes Gefühl. Ich bin froh, dass Peter diese Zeit in seinem Leben hatte. Sie hat ihn gestärkt. Aber damals war es oft schwer für mich. Ich zog unsere Töchter im Grunde genommen allein groß, weil Peter selten zu Hause war. Und die regelmäßigen Besuche der jungen Ringer machten mir zusätzliche Arbeit.

Ich machte das alles gerne, aber ich ging dabei über meine Grenzen.

So sah mein Leben aus. Ganz normal. Wie das von vielen, vielen anderen Frauen auch. Ich war verheiratet, hatte zwei Kinder und arbeitete in Vollzeit, bis Carmen in die fünfte Klasse kam. Für Fünftklässler gab es keinen Hort mehr, und ich begann in Teilzeit zu arbeiten. Wenn ich von der Arbeit nach Hause kam, setzte ich mich kurz hin, trank eine Tasse Kaffee, warf schnell einen Blick in die Zeitung und sofort ging es weiter. Denn auf die Frauen wartete nach der Arbeit immer der zweite Beruf: die Hausarbeit. Zu Hause musste auch alles bewerkstelligt werden, damit der Alltag funktionierte, nicht nur in der Firma. Außerdem war ich zusammen mit zwei anderen Frauen im Elternaktiv tätig. Das war damals die Elternvertretung an den Schulen. Es war mir ein Bedürfnis, immer nah an den Klassen meiner Mädchen zu sein. Ich half gerne aus, wenn Hilfe gebraucht wurde. Wir Frauen im Elternaktiv planten und organisierten Veranstaltungen, nahmen an Klassenfahrten teil oder unterstützen die Klassenlehrerin in den unterschiedlichsten Bereichen.

Ich hatte immer ein volles Programm. Da war nie Zeit für mich. Eigentlich hatte ich nicht einmal Zeit, um mir klar darüber zu werden, dass ich keine Zeit für mich hatte. Nie hatte ich den Mut, auch einmal »Nein« zu sagen, wenn mich wieder jemand darum bat, eine zusätzliche Arbeit zu übernehmen. Manchmal dachte ich bloß:
Um Gottes Willen.

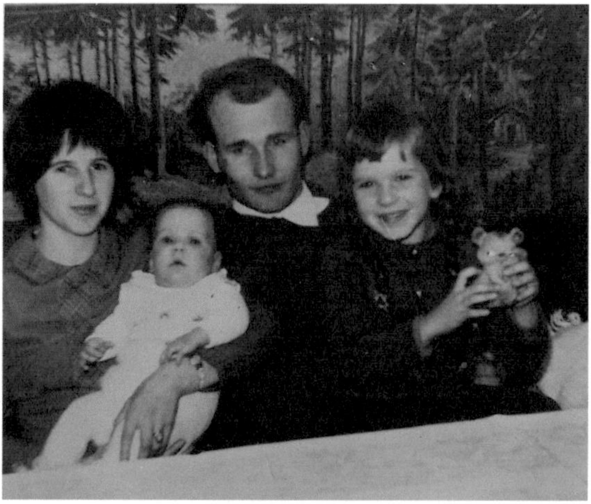

Karin, Maren, Peter, Carmen, 1971

5

Neuanfang

Als ich nach der zweiten großen Operation nach Hause komme, will Peter mir einen Rollstuhl besorgen. Das will ich auf gar keinen Fall. Ich kann doch laufen.

»Mit einem Rollstuhl nimmst du mir einen Teil meiner übriggebliebenen Freiheit.«

Mir ist klar, dass er es ja nur gut meint.

Ich bin gezeichnet von der Chemotherapie. Ich habe ein Handicap, das ist nicht wegzureden. Ich bin auf meine künstliche Nahrung angewiesen. Aber wenn ich morgens von meinem Nahrungsbeutel abgeschlossen werde, fühle ich mich trotz allem frei für den Tag. Dafür nehme ich in Kauf, dass ich nachts am Tropf hänge und nicht durchschlafen kann.

Die Ärzte schlagen mir vor, dass ich einen speziellen Rucksack mit einer integrierten Pumpe bekomme könne. Damit könnte ich den Nahrungsbeutel überall mit hinnehmen und meine Nahrung aufnehmen, während ich draußen herumlaufe. Dann könnte ich nachts schlafen und wäre tagsüber trotzdem unabhängig. Aber ich entscheide mich dagegen. Denn wenn die Flüssigkeit nicht gleichmäßig tropft, fängt der Rucksack an zu piepen. Ich möchte mit keinem Piepen konfrontiert sein, wenn ich gerade irgendwo unterwegs bin.

Doch ist es nicht erstaunlich? Selbst in meiner Situation habe ich eine Wahl. Ich darf mich entscheiden:
Möchte ich meine Nahrung tagsüber aufnehmen oder während der Nacht?

Meine Gynäkologin ist eine tolle Frau. Ganz behutsam geht sie mit ihren Patientinnen um. Aber vor allem denkt sie weiter als andere.
»Frau Witt, bitte nehmen Sie keine Hormone ein. In Ihrem Fall nicht. Eine Hormoneinnahme kann bei Ihnen nicht den angestrebten, sondern genau den gegenteiligen Effekt haben. Ich rate Ihnen dringend davon ab.«
Ich vertraue ihr.

Noch etwas Wichtiges gibt sie mir mit auf den Weg. Als ich mit der Chemo »durch« bin, habe ich wieder einen Termin zur Kontrolluntersuchung in ihrer Praxis. Sie kontrolliert meinen Unterleib, dem nun auch der Uterus und ein Eierstock fehlen. Anschließend gibt sie mir den Impuls, der mein Leben verändern wird.
»Frau Witt, fangen Sie an zu malen, wenn es geht. Das ist eine Therapie, die ich Ihnen ans Herz legen möchte. Machen Sie jetzt etwas, das Ihnen Spaß macht. Das lenkt ab und gibt Kraft.«
Sie zeigt mir einen Kalender mit gemalten Bildern darin. An Krebs erkrankte Frauen haben sie gemalt und der Kalender wurde veröffentlicht.

»Und wenn es nur Gekrakel ist,« sagt sie, »ist egal.«

Da fange ich an zu malen. Für mich, zu Hause. Über zwanzig Bilder male ich, Ölbilder vorwiegend. Blumenmotive, auch Landschaftsmotive. Viele verschenke ich an meine Lieben. Einige behalte ich. Ich wollte schon immer malen, aber ich bin nie dazu gekommen.

Das ist es ja. Ich habe auf einmal Zeit für mich. So schlimm meine Situation auch gerade ist, sie verschafft mir Zeit. Sie zwingt mich, zur Besinnung zu kommen. Auf einmal habe ich Zeit nur für mich. Das ist meine Chance, Dinge zu machen, die ich früher nie gemacht habe, weil immer irgendetwas anderes wichtiger war. Ich darf jetzt ich sein. Ich darf ausprobieren. Ich fange erst jetzt an – es mag merkwürdig klingen – aber jetzt fange ich an zu leben! Jetzt, nach zwei schweren Operationen, nach der Chemo… Ist das nicht verrückt?

Früher hatte ich nie Zeit für mich. Nein, ich nahm mir keine Zeit für mich. Ich funktionierte immer, sagte niemals »Nein«. Wenn irgendwo jemand Hilfe brauchte – ich war zur Stelle. Egal, ob ich dafür die Zeit und Kraft hatte oder nicht.

Durch die Malerei lerne ich, Zeit ganz bewusst nur für mich zu nutzen. Zum ersten Mal in meinem Leben. Dann probiere ich immer mehr aus. Ich stricke Socken, unendlich viele Socken für die ganze Familie. Ich nehme an einem Töpferkurs teil. Ich fange an zu lesen – endlich. Einen Roman nach dem anderen. Dafür habe ich mir früher auch nie die Zeit genommen. Das sind Dinge, die mir Spaß machen und durch die ich mich in der schwersten Zeit ablenke.

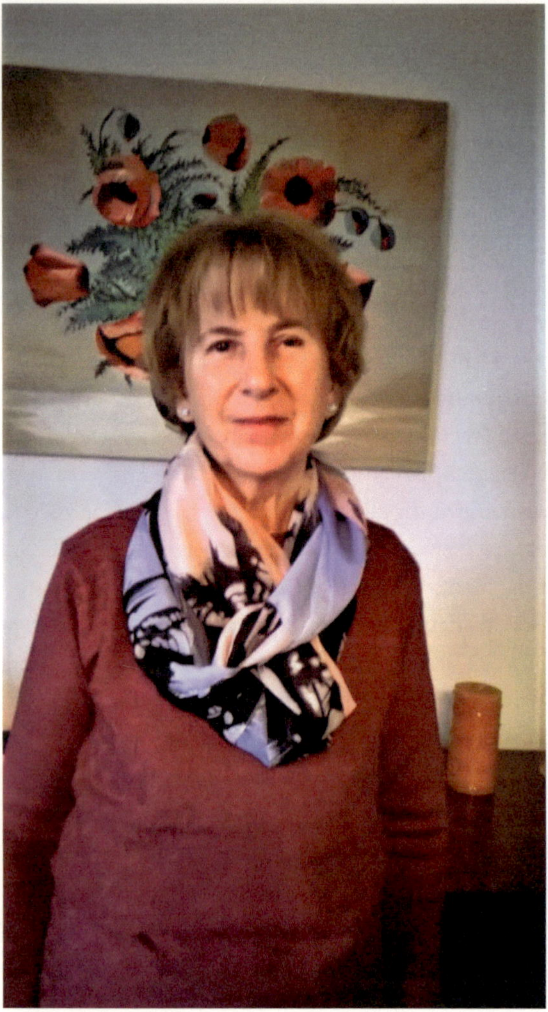

Karin, 2015

Ohne meine Arbeit ist Thurow mir zu weit ab vom Schuss. Zum Einkaufen müssen wir immer mit dem Auto fahren. Ich möchte einfach aus der Haustür gehen können und zu Fuß alles erreichen, was ich brauche. Selbstständig. Ohne immer erst Peter fragen zu müssen:
»Fährst du mich?«

Ich fuhr immer gerne Auto. Aber seit meiner Erkrankung fahre ich nicht mehr selbst. Der Gurt drückt auf den Port. Eine starke Bremsung könnte katastrophale Folgen für mich haben. Ich bekomme eine Gurtbefreiung. Die nehme ich aber nur für zwei Jahre in Anspruch. Jedes Jahr müsste ich dafür einen neuen Antrag einreichen und die kassieren damit richtig ab. Aber wir haben weiterhin unser Auto und Peter fährt. Als Beifahrerin kann ich mir den Gurt so hinziehen, dass er nicht drückt.

Eine Freundin bietet uns eine Wohnung in ihrem Haus an, die gerade frei geworden ist. Wir ziehen weg aus Thurow, lassen unsere Doppelhaushälfte und die Erinnerungen an meine Zeit als Tagesmutter hinter uns. Es geht wieder nach Güstrow.

Unten wohnt unsere Freundin, mittig ihre Tochter mit Mann und einem Sohn im Grundschulalter – ein ganz toller Junge. Und oben ziehen wir ein. Jetzt wohnen wir sehr zentral und haben eine wunderbare Hausgemeinschaft. Alle Parteien lassen ihre Schlüssel außen in der Wohnungstür stecken. Wir vertrauen einander. Niemand würde auf die Idee kommen, ungefragt in eine der anderen Wohnungen zu gehen. Wir sind immer füreinander da und trotzdem wahren wir die Privatsphäre der anderen. Besser geht es nicht. Dazu kommt, dass die Miete für unsere fast einhundert Quadratmeter wirklich preiswert ist. Unsere Freundin und Vermieterin wird sie nicht erhöhen, solange wir hier wohnen. Hier bekommen wir etwas zurück.

»Ich hab' von Euch so viel Gutes gehabt«, sagt sie.

Solange wir Tiere hatten, brachten wir ihr immer selbstgeschlachtetes Fleisch und frische Eier vorbei. Sie gab uns Geld für das Fleisch und die Eier. Aber sie ist dankbar, dass sie regelmäßig gute und frische Produkte zu einem fairen Preis bekam. Es ist ein Geben und Nehmen. Nun möchte sie uns etwas zurückgeben. Dafür sind wir dankbar. Wir wohnen so schön hier. In Bahnhofsnähe, es ist nicht weit bis in die Innenstadt und trotzdem wohnen wir ruhig. Es ist ideal so. Ich bin unabhängig, kann jederzeit einkaufen gehen. Jetzt gehe ich auch gerne mal etwas Schönes für mich kaufen. Ich gehe shoppen und gönne mir etwas. Das ist Lebensfreude pur.

Als Ausgleich zum Leben in der Stadt brauchen Peter und ich jedoch die Natur und einen Ort zum Draußensein. Nach und nach pachten wir Gärten in einer Schrebergartenkolonie. Insgesamt bewirtschaften wir schließlich drei Gärten. Dort habe ich mein Gartenhaus, das ist mein Reich. Wir legen einen Fischteich an. Sogar Kois schwimmen im Teich und im Frühling quaken die Frösche. Am Teich gibt es eine Bank. Da kann man herrlich sitzen. Wir haben auch Volieren mit verschiedenen Vögeln. Goldfasane, Wachteln und verschiedene Singvögel. Wie schon in Thurow hält

Peter auch hier Kaninchen und an Geflügel alles, was es gibt. Wir machen zusätzliche, brachliegende Gärten urbar, damit die Tiere Auslauf haben. Das alles macht viel Arbeit. Die vielen, vielen Tiere müssen sauber gehalten werden, und wie früher schlachtet Peter sie selbst. Außerdem bauen wir Gemüse an. Es gibt immer viel zu tun.

In Güstrow suche ich mir eine neue Gynäkologin. Die Neue will mir unbedingt Hormone aufbrummen. Doch ich wehre mich.

»Nein, man hat mir gesagt, bei meinem Krankheitsbild darf ich keine Hormone einnehmen.«

Ich zeige ihr meine Krankenakte. Doch sie ist nicht zu überzeugen.

»Das ist von Fall zu Fall verschieden. Sie dürfen Hormone einnehmen. Ich schreibe Ihnen welche auf.«

Eine wirkliche Erklärung bekomme ich nicht. Ich vertraue meiner vorherigen Gynäkologin und ich lerne auf mich aufzupassen und »Nein« zu sagen. Die neue Gynäkologin reagiert sehr unfreundlich. Mir ist es egal. Ich werde nicht wieder zu ihr gehen.

Mit unserem Umzug zurück nach Güstrow wechselt auch der Pflegedienst, der weiterhin täglich zu mir nach Hause kommt. Vorab erhalten die Schwestern die Information, dass ich eine schwerkranke Frau bin, die parenteral ernährt wird. Es ist die Beschreibung einer Patientin, die im Endstadium einer schweren Krankheit lebt. Später erzählen sie

mir einmal, dass sie sich, als sie das allererste Mal in unsere Wohnung kamen und mich kennenlernten, gefragt hatten:
»Wo ist denn die kranke Frau?«
Als sie nach dem Besuch wieder draußen waren, haben sie sich angeguckt und gesagt:
»Das kann doch nicht wahr sein. Die sieht kein bisschen krank aus.«

Diesen Satz habe ich schon öfter gehört, und ich freue mich natürlich sehr darüber. Es ist schließlich ein schönes Kompliment. Ich denke, es ist mein neues Bewusstsein, das mir so viel Kraft gibt. Das Bewusstsein, ein unglaublich kostbares Geschenk bekommen zu haben: mein zweites Leben! Dieses Geschenk hüte und genieße ich. Und das sieht man mir wohl an. Ich lebe so viel bewusster und wertschätzender. Ich sehe am Wegesrand die schönen kleinen Blümchen stehen, an denen ich früher achtlos vorbeiging, die ich einfach nicht wahrnahm. Heute nehme ich viel mehr wahr. Ich lebe – und das ohne ein lebenswichtiges Organ. Ich darf mich jeden neuen Tag frei fühlen. Es ist ein Wunder, dass ich noch da sein darf.

Ich habe eine Seelenverwandte. Meine Freundin Gisela. Eine ganz wunderbare Frau. Wir beide unternehmen oft etwas zusammen. Fahren irgendwohin. Manchmal fahren wir nach Warnemünde und lassen es uns gut gehen. Wir nehmen ein Buch mit, mieten uns einen Strandkorb und dann sitzen wir einfach da und lesen oder wir machen Strandspaziergänge. Peter liebt es, in der Natur zu sein, nur an die Ostsee kommt er nicht mit. Er sagt, er verträgt die Sonneneinstrahlung am Meer nicht. Außerdem brauche ich etwas Kultur in meinem Leben. Ich will mir dieses und jenes anschauen. Gisela liebt es genauso wie ich, in Museen oder Galerien zu gehen. Oder wir bummeln auch einfach durch die Stadt und stöbern in Läden. Ich muss gar nicht unbedingt etwas kaufen. Aber mal gucken. Was machbar ist, machen wir. Das ist so eine Bereicherung für mich, wenn ich mit Gisela losziehe. Mit ihr kann ich alles erleben, was Peter nicht interessiert.

Peter und ich ergänzen uns, wir gleichen uns aus. Vielen Dingen im Leben gegenüber haben wir eine ähnliche Einstellung. Doch für uns beide ist es vollkommen in Ordnung, dass wir in manchen Bereichen auch ganz unterschiedlich ticken. Wir lassen uns unsere Freiheiten. Das ist wichtig. Genauso wie ich macht auch er allein, was er möchte und fährt zum Beispiel einmal im Jahr ohne mich nach Norwegen zum Angeln. Und wenn Peter mal ohne mich wandern geht, bringt er mir immer etwas mit. Im Wald findet er kleine Zweige mit Lärchenzapfen dran oder kleine Waldpilze, die an Bäumen wachsen. Das ist etwas Besonderes für mich. Damit macht er mir eine große Freude. Ich mache daraus neue Deko. Er weiß, wie sehr ich es liebe, unsere Wohnung je nach Jahreszeit ein wenig zu dekorieren. Ich möchte es uns schön machen.

So kommen wir beide auf unsere Kosten. Man muss sich in einer Ehe schon eine lange Leine lassen, sonst geht es nicht gut. Wenn jeder von uns auch seinen eigenen Interessen folgt, haben wir neue Gesprächsthemen, wenn wir wieder zusammen sind. Denn natürlich interessiert uns, was der andere erlebt hat. Das bringt wieder gemeinsame Freude.

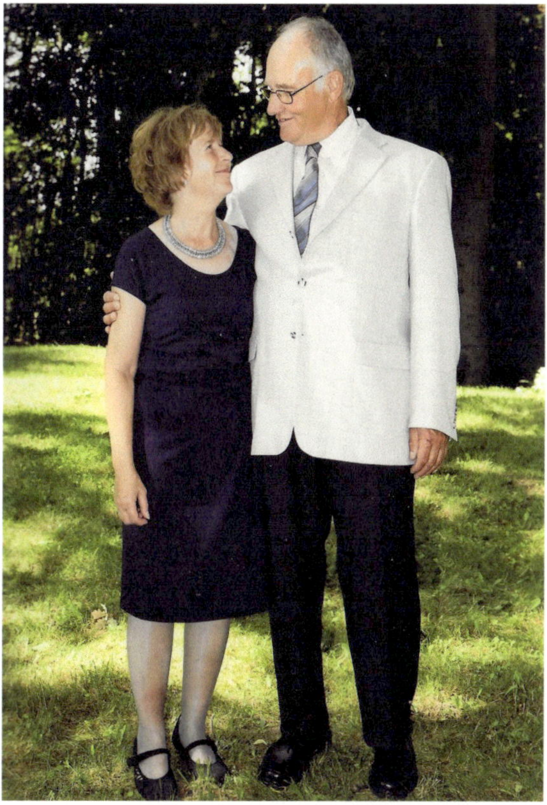

Karin und Peter, Goldene Hochzeit, 2014

6

Im Hamsterrad

In der Zeit, als Maren im letzten Kindergartenjahr war, erzählte uns meine Schwiegermutter, dass sie ihr Haus im Kuhlenweg verkaufen wolle. Es war Peters, inzwischen heruntergewohntes und sanierungsbedürftiges, Elternhaus. Sie konnte es mit ihrer kleinen Rente nicht länger halten. Auf ihren Wunsch versuchten wir, einen Käufer für das Haus zu finden. Bis Peters Mutter es sich anders überlegte und ihr Haus lieber ihren Kindern überlassen wollte. Zuerst fragte sie Peters jüngsten Bruder. Der wollte es nicht haben. Er hätte es verkauft. Dann fragte sie uns.

Zur gleichen Zeit verkauften wir unseren Bungalow am Parumer See, den wir vor Jahren gebaut hatten, weil wir uns von dem Geld ein Auto kaufen wollten. Nun mussten wir eine Entscheidung treffen: Auto oder Haus.

Rückblickend hätten wir das Haus nicht nehmen sollen. Aber wir nahmen es. Den gesamten Erlös vom Bungalow-Verkauf steckten wir in das Haus. Es war ein Fass ohne Boden. Das Haus brauchte neue Fenster und Türen, wir ließen das Dach machen, wir hatten die erste Forsterheizung[4] in der ganzen Umgebung, in der oberen Etage wurde die Toilette zu einem richtigen Badezimmer ausgebaut und so weiter und so fort. Es war ein Reihenhaus, das war nun unseres. Da wohnten wir sechs Jahre nach unserem Auszug also wieder – und sanierten.

Mein Leben war weiterhin eine einzige große Hetze. Peters Mutter wohnte nun am Markt. Das waren nur etwa zehn Minuten zu Fuß für mich, aber sie hatte ständig Wünsche. Ich sollte ihr im Haushalt zur Hand gehen. Aber wenn ich, wie bestellt, zu ihr kam, um die Fenster zu putzen, dann hatte sie die Hütte voller Leute.
»Hüt nech, komm an andermal wedder.«
Peters Mutter dachte, sie könne frei über mich und meine Zeit verfügen.

Meine Eltern betrieben noch immer die alte Gärtnerei und wir wohnten ihnen nun wieder gegenüber. Ich fühlte mich immer beobachtet von meiner Mutter. Wenn Peter und ich an einem Sonntag einfach nur mal spazieren gehen wollten, schlichen wir uns hinten aus unserem Haus heraus. Ich wollte nicht, dass sie uns sieht. Denn einen Spaziergang hätte meine Mutter mir nicht gegönnt. Stattdessen hätte

---

[4] Anm. S.K.: Die in der Stadt Forst (Lausitz) produzierten Heizsysteme waren in der ehemaligen DDR weit verbreitet. Erhältlich waren sie als Selbstbausätze zur Eigenmontage, um Wohnungen und kleinere Häuser zu modernisieren oder zum Einbau in Neubauten.

sie es gern gesehen, dass ich ihr wieder bei irgendetwas behilflich gewesen wäre.

Einmal stand ich mit Carmen einen Augenblick draußen vor unserem Haus, da hörte ich sie schon:

»Bist du nicht bald fertig? Ich hab' schon die Stühle hochgestellt, es muss noch gewischt werden.«

Und das in einem Ton... So war sie immer. Hart, manchmal richtig herzlos. Ich kannte es nicht anders und spurte. Ich rannte rüber und wischte und putzte und machte. Carmen sagte später zu mir, dass ihr in diesem Moment bewusst wurde, dass ich die Sklavin meiner Mutter war.

Wie meine Schwiegermutter, hatte auch meine Mutter ständig Wünsche. An den Wochenenden putzte ich bei meinen Eltern, jedes Wochenende machte ich ihre Wohnung sauber. In der Gärtnerei gab es immer viel Arbeit und ich half auch dort oft aus. Ich weiß noch, wie ich im Frühling früh morgens hinüberging zum Spargelstechen, bevor ich zur Arbeit ging.

Irgendwann reichte es mir. Immer blieb alles an mir hängen.

Ich habe doch auch noch zwei Schwestern und einen Bruder. Warum helfen die eigentlich nie mit?

Also sprach ich mit meinen Geschwistern.

»So, ihr seid nun auch mal dran.«

Und das wurde tatsächlich umgesetzt. Von diesem Zeitpunkt an wechselten wir uns ab bei der Unterstützung unserer Eltern. Das war einfach notwendig. Schließlich hatte ich auch noch meinen Job und ich managte zu Hause alles allein. Ich kaufte ein, kochte, putzte und ich kümmerte mich um die Mädchen. Alles, was eben anfiel. Manchmal war ich so kaputt, völlig am Ende meiner Kräfte, richtig ausgebrannt.

Ich muss dazu sagen, dass meine Mutter wirklich Unterstützung brauchte. Sie hatte bereits zwei Krebserkrankungen hinter sich. Zuerst war es ein Tumor in Unterleib, dann, fünf oder sechs Jahre später, wurde bei ihr ein Hirntumor festgestellt. Meine Mutter kämpfte und überstand die Total-OP und Bestrahlung ebenso wie bei der zweiten Erkrankung die Chemotherapie.

Weitere fünf oder sechs Jahre später erkrankte meine Mutter ein drittes Mal an Krebs. Bei ihr wurde Brustkrebs festgestellt. Nach dieser Diagnose gab sie sich auf. Sie lag nur noch apathisch im Bett und verweigerte die Nahrungsaufnahme. Niemand aus der Familie kam mehr an sie heran. Niemand – bis eine ehemalige Kollegin aus ihrer Zeit im Kindergarten sie besuchte. Diese Frau erzählte meiner Mutter von ihrem Brustkrebs und ihrer Chemotherapie. Für die Worte dieser Frau hatte sie ein offenes Ohr.

»Ich hab's geschafft, guck her. Du kannst es auch noch einmal schaffen.«

Und wirklich, meine Mutter überwand auch diesen Krebs. Nach ihrer Brustamputation wurde jedoch keine Lymphdrainage vorgenommen. Ihr rechter Arm und ihre Hand wurden ganz dick. Die Finger waren extrem angeschwollen. Sie musste deshalb von da an enge Kompressionshandschuhe tragen. Das war schlimm. Sie konnte mit der rechten Seite gar nichts mehr machen. Aber mit der linken. Sie klemmte sich die Hacke unter die Achsel, hielt sie mit der gesunden Hand fest und hackte im Garten die Beete.

Sie lebte noch ein paar Jahre zu Hause. Doch weil sie ihren rechten Arm nicht mehr benutzen konnte, war sie auf die ständige Unterstützung meines Vaters angewiesen. Schließlich war mein Vater so überfordert mit ihrer Pflege, dass er ihr ein gutes Heim suchte. Ich besuchte sie oft.

»Meine Karin, meine Älteste.«

Da präsentierte sie mich plötzlich ganz stolz. Das gab es vorher nie.

Ein Leben lang hatte ich vergeblich auf ein Wort oder ein Zeichen der Anerkennung von meiner Mutter gehofft. Ich erinnere mich nur an einen einzigen Moment, in dem mir meine Mutter eine liebevolle Geste entgegenbrachte. Es war an Weihnachten, während meiner Zeit in Heiligengrabe. Heiligabend feierte ich im Kloster. Das war das erste Mal in meinem Leben, dass ich den Heiligen Abend nicht mit meiner Familie verbrachte. Und meine Mutter schien mich vermisst zu haben. Denn als ich dann am ersten Weihnachtsfeiertag nach Hause kam, spürte ich, dass meine Mutter mir eine Herzenswärme entgegenbrachte. Es war das allererste Mal, dass ich diese mütterliche Wärme spürte.

Meine Mutter war ganz aufgeregt. Sie konnte es kaum erwarten, dass ich meine Geschenke erhalten würde. Die Geschenke hatte sie auf einen Sessel gelegt und mit einem Tuch verdeckt. Niemand durfte in die Nähe des Sessels kommen. Unter dem Tuch verbargen sich ein Buch, eine Strumpfhose und der traditionelle bunte Weihnachtsteller, ein Teller voller weihnachtlicher Süßigkeiten. Doch es waren nicht die Geschenke, die dieses Weihnachten so besonders für mich machten. Zu Weihnachten habe ich immer Geschenke bekommen. Als ich klein war, wurden mir meine Weihnachtswünsche erfüllt. Meine Mutter gab sich an Weihnachten immer Mühe, es schön zu machen für uns Kinder. Das muss ich ihr lassen. Unterstützt wurde sie von meiner Oma und Tante. Oma warf sich jedes Jahr ein Bettlaken um und trat als Christkind auf und meine Tante gab den Weihnachtsmann. Sie schneiten immer gleichzeitig herein. Meine Oma erkannte ich an den Freudentränen in den Augen und meine Tante an ihrem roten Rubinring. Wir Kinder mussten immer ein Gedicht aufsagen und bekamen dann unsere Geschenke. Dennoch fehlte all die Jahre die Herzenswärme meiner Mutter, die ich dann erst mit sechzehn Jahren kennenlernte.

Zum Ende ihres Lebens hin wurde sie etwas sanfter. Dabei zerfiel sie regelrecht. Die letzten drei, vier Jahre ihres Lebens war sie stark dement.
»Wer sind Sie?«
An manchen Tagen erkannte sie mich nicht mehr.
»Ich bin deine Älteste, deine Karin.«
»Ach, die ist doch schon lange tot.«
Das war bitter.

Aber ihr Langzeitgedächtnis funktionierte oft noch sehr gut. Sie sang. Die alten Texte konnte sie noch singen. Doch ganz am Ende hob sie ihre Bettdecke an und sprach mit irgendwelchen Leuten, die angeblich unter ihrer Decke waren. Demenz ist eine grausame Krankheit. Wie sich ein Mensch so auflösen kann.

Mein Leben war eine harte Schule. Diese Schule hat mich auch irgendwie hart gemacht. Na, sagen wir besser: stark gemacht. Zum Glück, das ist ein großer Unterschied. Ich hätte so hart werden können wie meine Mutter. Das bin ich aber nicht.

Anders als bei meiner Mutter gab es in meinem Leben doch auch kleine Ausbrüche aus meinem Trott. Als meine Töchter groß waren, gab es eine Phase, in der ich etwas Zeit für mich hatte. Ich nutzte diese Zeit und machte einen Übungsleiterlehrgang. Mit meinem Übungsleiterschein gab ich dann Gymnastikkurse für Frauen, hier nebenan in der Schule. Eigentlich konnte kommen, wer wollte, aber es kamen nur Frauen. In den Ferien brachten die Frauen ihre Kinder mit. Dann machten wir Spiele. Das war immer sehr lustig.

Und als Carmen und Maren noch kleiner waren, war ich einmal sehr mutig und machte etwas für mich. Eines Nachts hatte ich einen Traum, in dem konnte ich Auto fahren.

»Ach«, erzählte ich Peter am nächsten Morgen, »das war so schön.«

»Geh doch hin, meld' dich doch an«, war seine Antwort. Also meldete ich mich bei der Fahrschule an. Ich wusste, dass man ein Jahr warten musste, bis man den Bescheid bekam, dass man mit den Theoriestunden anfangen konnte. So war es dann auch. Ein Jahr, das erschien mir damals so lang. Doch schließlich kam die Benachrichtigung. Es sollte nun wirklich losgehen. Da ging bei mir alles durcheinander, so aufgeregt war ich. Meine Anmeldung lag schon so weit zurück, irgendwann hatte ich aufgehört, überhaupt noch daran zu denken. Und nun kam also die Karte: »Dann und dann…« Da flatterte ich aber. Doch ich rang mich durch und ging tatsächlich hin.

Wir bekamen ein Buch voller Fragen und zu jeder Frage gab es drei Antworten, nur eine war jeweils richtig. Bei der Prüfung hatte ich insgesamt zwei Fehler und war damit in meiner Gruppe die Zweitbeste.

Dann kamen die Fahrstunden. Wenn ich etwas mache, dann bin ich ehrgeizig. Ich mache immer das Beste aus allem, grundsätzlich. So war ich schon immer eingestellt. Ich suchte mir die zum Autofahren schwersten Stellen hier in Güstrow raus. Der Baum am Bahnhof, der war gefürchtet. Inzwischen gibt es den nicht mehr. Da gab es so viele Vorfahrten zu beachten. Den nahm ich mir bei jeder Fahrstunde vor. Das imponierte meinem Fahrlehrer. Ich dachte mir:

Jetzt sitzt er neben mir. Wenn etwas schief geht, kann er jederzeit auf die Bremse treten. Wenn ich erst allein fahre, ist da niemand, der mir helfen kann. Also muss ich jetzt üben.

So ging ich da ran.

Ich bestand auf Anhieb auch die praktische Fahrprüfung und war glücklich, den Schein in der Tasche zu haben. Es war Ende der siebziger Jahre. Eigentlich hätte ich zu Peter sagen müssen:

»Warum haben wir den Führerschein eigentlich nicht gleich gemeinsam gemacht?«

Er machte seinen nämlich erst viel später.

Dann ging es los. Ich mit meinem kleinen Trabbi. Der war wie für mich gemacht, die »kleene Kiste« mit der Fünfgangschaltung. An den Wochenenden, die Peter mit dem Sport unterwegs war, lud ich meine Töchter und deren Freunde ein. Ich hatte Kakao, Kuchen und eine Decke dabei und wir machten irgendwo draußen ein Picknick. Wir waren viel in der Natur. So sind die Kinder aufgewachsen. Draußen. Wir sammelten Pilze und Beeren und alles Mögliche – genau wie ich damals mit meiner Oma. Das war sehr schön.

Schließlich gibt es noch die Erinnerung an eine Zeit mit einer ganz besonderen Bekanntschaft. Mitte der 70er Jahre machten wir Urlaub in einer Bungalow-Siedlung. Bei einem Spaziergang im Wald hielten wir inne, weil wir den Gesang eines Vogels hörten, so melodisch, so schön. So etwas hatte ich zuvor noch nicht gehört. Dann sahen wir ein Mädchen. Sie rief: »Corax« und da kam eine Dohle angeflogen und landete auf ihrer Hand. Es war der Gesang dieser Dohle gewesen, den wir gehört hatten. Ich war begeistert. Eine zahme und so wunderschön singende Dohle.

Ich sagte zu Peter:
»Ich möchte auch eine Dohle haben.«
Und tatsächlich, etwa eineinhalb oder zwei Jahre später fand Peter eine junge Dohle. Er brachte sie mit nach Hause und wir zogen sie auf. Ich legte eine Besenstange über zwei Stühle, setze die Dohle auf die Stange und fütterte sie. Sie war sofort zutraulich. Wir hatten damals ein fast leeres Zimmer und dachten uns, in dem Zimmer könnte die Dohle nun wohnen. Diese Idee wurde aber sehr schnell verworfen, nachdem sie das ganze Zimmer vollgekackert hatte. Die Dohle musste raus, auf den Hof, ins Freie. Ich ließ sie fliegen und dachte, dass ich sie niemals wiedersehen würde. Doch sie drehte eine Runde und kam zurückgeflogen. Von diesem Moment an war es meine Dohle und wir nannten sie Corax – nach der Dohle, die uns in unserem Urlaub im Wald begegnet war.

Wenn es regnete, setzte sich Corax unter den Dachvorsprung und sang. Es war der gleiche wunderschöne und melodische Gesang, wie wir ihn bereits von ihrer Artgenossin gehört hatten. Die schlaue Dohle wusste immer genau, wann ich von der Arbeit nach Hause kam. Dann wartete sie schon auf mich und kam zur Begrüßung angeflogen. Wir hatten damals auch einen kleinen Hund, einen Zwergspitz. Nach der Arbeit ging ich immer mit ihm spazieren. Und die Dohle begleitete uns. Manchmal setzte sie sich auf den Rücken des Hundes und ließ sich tragen. Das war ein Bild. Wenn Corax eine Katze sah, rettete sie sich immer auf meine Schulter. Ansonsten hielt sie sich tagsüber dort auf, wo sie sein wollte. Mal auf dem Hof, mal in der Küche, immer in der Nähe unseres Hauses. Und sie übernachtete stets in unserem Keller.

Einmal nahm ich Corax mit zu unseren Nachbarn. Das war ein großer Fehler. Später stattete die Dohle ihnen allein einen Besuch ab. Sie flog durchs offene Badezimmerfenster hinein und klaute die Zahnbürsten und anderes... Meine Dohle lebte nur etwa ein Dreivierteljahr bei uns. Eines Tages kam sie nicht nach Hause. Wir liefen überall herum und suchten nach ihr. Schließlich fand Peter sie. Corax lag ganz blutig am Boden. Wir vermuten, dass sie totgeschlagen wurde. Ich weinte bitterlich.

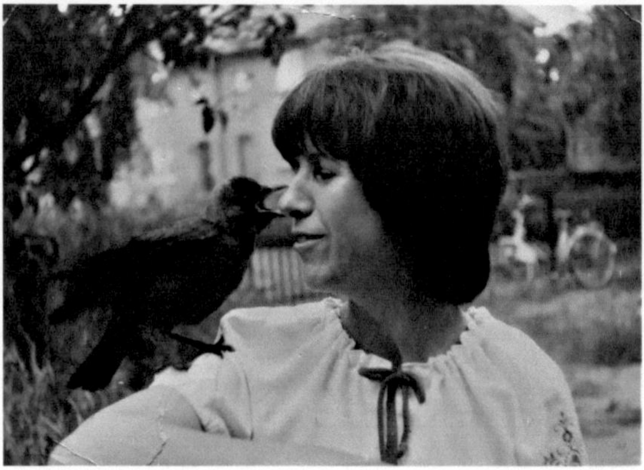

Karin mit Dohle, 1976

7

Höhen und Tiefen

Es kommen ganz wunderbare Mitarbeiterinnen vom Pflegedienst zu uns nach Hause. Doch ihre Besuche sind für mich immer mit großem Stress verbunden. Besonders die am Morgen. Die Pflegekräfte können nicht immer pünktlich sein. Sie haben ihre Route, mal dauert es vielleicht etwas länger bei einem anderen Patienten oder es gibt irgendwo einen Notfall. Und ich sehe immer meinen Beutel vor mir. Mal ist nur noch wenig Nahrung drin, dann hoffe ich, sie kommen bald, denn wenn der Beutel leer ist, muss möglichst sofort mit Kochsalzlösung nachgespült werden. Manchmal kommt es aber auch vor, dass die Nahrung langsamer tropft. Dann ist noch etwas drin im Beutel, wenn die Schwestern pünktlich kommen. Doch sie haben natürlich keine Zeit, um zu warten, bis der Beutel irgendwann leer ist. Also wird meine Nahrung entsorgt, obwohl mein Körper sie noch dringend gebraucht hätte. Es ist alles nicht so einfach in meinem neuen Alltag und es gibt immer mal wieder Rückschläge für mich. In der häuslichen Pflege kann einfach nicht so steril gearbeitet werden, wie es im Krankenhaus möglich ist. Die Pflegekräfte gehen von Haus zu Haus. Auch wenn sie sich korrekt ihre Hände desinfizieren, können sie doch Keime über die Kleidung weitertragen.

Mehrfach entzündet sich das Gewebe um meinen Port. Dann bekomme ich Fieber und werde ins Krankenhaus gefahren. Ich liege sehr oft im Krankenhaus. Wie oft, kann ich gar nicht genau sagen. Jedes Jahr mindestens ein Mal. Irgendwann muss auch noch meine Galle entfernt werden.

Einmal schickt mich der Arzt in der Notaufnahme nach der Untersuchung einfach zurück nach Hause. Das hätte er nicht tun dürfen. Ich hätte sofort Antibiotika bekommen müssen. So bekomme ich eine Sepsis. Einige Jahre später fange ich mir noch eine zweite Sepsis ein. Sepsen sind wirklich ganz böse. So eine Blutvergiftung kann tödlich sein, die Organe können versagen.

Im Großen und Ganzen kann ich mich aber wirklich nicht beklagen. Wenn ich nach Rostock in die Uniklinik komme, bin ich immer sehr zufrieden. Dort arbeiten kompetente Leute, die bemühen sich nach Kräften, dass es einem schnell wieder gut geht. Ich sehe ja, was sich da alles abspielt. Das Krankenhauspersonal, wie diese Menschen unter Druck stehen. Ich ziehe meinen Hut vor ihnen. Es ist enorm, was sie leisten.

Achtmal muss mein Port gewechselt werden. Nur zwei Mal habe ich keine Infektion. In diesen beiden Fällen kann während einer Operation der alte Port herausgenommen und der neue Port direkt wieder implantiert werden. Die anderen sechs Male ist das Gewebe um den Port herum entzündet oder ich habe Fieber. Dann muss ich warten, bis alle Entzündungen abgeklungen sind. In der Zwischenzeit bekomme ich zur Überbrückung eine Flexüle, also einen Venenzugang, in den Arm gelegt und werde darüber ernährt. Manchmal sitzt die Nadel nicht richtig und meine Nahrung läuft »para«. Das heißt, sie läuft nicht in die Vene, sondern in mein Armgewebe. Dann habe ich einen dicken, entstellten Arm, der brennt und schmerzt. Oh, ich könnt' da ein Lied davon singen. Wenn endlich alle Entzündungen ausgeheilt sind, komme ich wieder auf den Tisch. Die Ärzte suchen eine neue Stelle und legen einen neuen Port. Jede Operation ist mit furchtbaren Schmerzen verbunden. Es wird nur örtlich betäubt. Manchmal wirken die Spritzen nicht sofort und die Ärzte fangen schon an zu operieren, bevor die Stelle richtig betäubt ist. Einmal spüre ich das Schneiden und das Nähen. Mir laufen die Tränen nur so runter. Bei zwei Operationen kommt es zu einem Pneumothorax. Beim Schneiden in meinen Brustkorb dringt Luft in meinen Körper ein und sammelt sich zwischen meiner Lunge und der Brustwand. Es entsteht ein Unterdruck, der dazu führt, dass meine Lunge in sich zusammenfällt. Ich werde an ein spezielles Atmungsgerät angeschlossen und muss Atemübungen machen. Die Lunge muss sich durch schweres Atmen wieder aufblähen. Doch insgesamt acht Mal geht das ganze Prozedere der Port-Implantation letztendlich gut. Mein ganzer Brustkorb ist inzwischen völlig vernarbt.

Ich lerne, den Mund aufzumachen. Für mich. Jetzt geht es um mich. Das ist richtig und wichtig so. Früher wollte ich bloß nicht auffallen. Nur nicht aus der Reihe tanzen. Ich habe einfach alles geschluckt. Inzwischen kann ich für mich einstehen. Ich kann mich wehren, wenn es nötig ist. Da lasse ich mich auch von keinem Weißkittel mehr einschüchtern.

Einmal in der Woche wird die Nadel, mit der mein Zugang gelegt ist, ausgewechselt. Dafür gehe ich in eine onkologische Praxis. Dort arbeiten wirklich sehr gute Ärzte und Schwestern. Niemand ist dabei, den ich auch nur im Entferntesten kritisieren würde. Die Praxis platzt aus allen Nähten. Das Wartezimmer ist immer voll. Als Patient muss man viel Zeit mitbringen. Ich komme immer so zwischendurch dran. So grausam es klingt, aber es ist eine regelrechte Massenabfertigung. Die Praxis hat eigentlich gar nicht die Kapazitäten, um die vielen Patienten zu behandeln. Es werden immer mehr Krebspatienten und sie werden immer jünger. Das habe ich beobachtet über die Jahre, die ich nun schon regelmäßig dort im Wartezimmer sitze.

Ach, die kennst du schon vom Sehen.

Da kommt man schon mal etwas ins Gespräch. Aber ansonsten halte ich mich zurück. Ich habe mein Sudoku dabei oder mein Buch und dann lese ich oder mache etwas anderes für mich. Die Leidensgeschichten der anderen höre ich trotzdem automatisch mit. Viele werden sehr dramatisch. Es ist schlimm, es ist furchtbar, wenn einem das passiert, das ist keine Frage. Jeder Mensch hat seinen Weg damit umzugehen. Manche müssen es offenbar laut erzählen, auch in der Öffentlichkeit, auch fremden Menschen. »Meins« ist das nicht. Da ziehe ich mich dann lieber zurück und halte den Mund. Ich bin froh darüber, dass mir draußen niemand ansieht, was mit mir los ist. Draußen bin ich einfach eine ganz normale Frau und werde auch so behandelt.

Ich bin mit Peter bei Freunden. Als ich zur Toilette gehe, um mich etwas frisch zu machen, sehe ich zufällig, dass ich blute. Aus dem Port läuft etwas Blut heraus. Das ist mir nicht geheuer. Hals über Kopf verabschieden wir uns von unseren Freunden. Ich denke:

Hoffentlich hat die Praxis noch auf, damit ich nicht ins Krankenhaus muss.

Bei mir klingeln alle Alarmglocken. Wenn es sich vermeiden lässt, möchte ich nicht wieder ins Krankenhaus. Die Praxis hat noch geöffnet. Sie wollen gerade Feierabend machen, als ich hereinstürze. Aufgeregt sage ich:

»Hier blutet es durch.«

Vor mir steht ein neuer Arzt, ich habe ihn vorher noch nie gesehen. Er guckt mich skeptisch an. In meiner Aufregung frage ich:

»Äh, verstehen Sie auch was von Ports?«

Da verpasst er mir einen dummen Spruch:

»Wie sollte ich nichts davon verstehen?«

Ich bin vor den Kopf gestoßen in meiner Panik. Ja gut, die Frage war überflüssig, als Onkologe wird er natürlich etwas von Ports verstehen. Aber ich fühle mich zum ersten Mal unwohl in dieser Praxis, einfach nicht gut aufgehoben. Er setzt die Nadel neu und macht alles schön sauber.

Dann ist wieder alles in Ordnung mit meinem Port. Bei meinem nächsten Termin in der Praxis sage ich zu der einen Schwester:
»Der neue Arzt ist aber ganz schön arrogant. Bitte, zu dem möchte ich nicht nochmal gehen.«
Sie muss das an ihn weitergegeben haben. Bei einem der nächsten Besuche in der Praxis laufen wir uns wieder über den Weg:
»Frau Witt, wenn Sie mich als arrogant wahrgenommen haben, dann möchte ich mich bei Ihnen dafür entschuldigen.«
Das finde ich sehr nobel von ihm und gehe auch einen Schritt auf ihn zu:
»Ich war in Nöten. Das Blut lief, ich wusste nicht was los war. Mir tut es auch leid, dass ich Sie falsch eingeschätzt habe.«

Nach circa zehn Jahren mit Portkatheter empfiehlt mir der Professor in der Klinik in Rostock, ich solle mich zu Hause selbst versorgen. Ich solle selbst meine Nahrung anmischen und die Infusion selbst an- und abschließen. Eigentlich dürfen das nur examinierte Krankenschwestern und Pflegekräfte machen. Aber in der häuslichen Pflege ist es erlaubt, das auch selbstständig zu machen.
»Frau Witt, so wie ich Sie kenne, Sie können das.«
Nach all den Jahren ist das tatsächlich überhaupt kein Problem. Ich habe ja schon unzählige Male gesehen, wie es gemacht wird. Jeder Handgriff sitzt.

Jetzt bin ich im Alltag auf niemanden mehr angewiesen. Ist der Nahrungsbeutel leer, schließe ich mich ab und spüle direkt mit Kochsalzlösung nach. Ist noch etwas drin, gibt es keinen Zeitdruck mehr, ich kann warten, bis er leer ist. Das ist optimal. Mein Ernährungsberater bestellt regelmäßig die Nahrung, die ich brauche, und die Apotheke liefert mir alles nach Hause. Zusätzlich zur eigentlichen Nahrung bekomme ich Spurenelemente und Vitamine geliefert. Ich weiß, wovon ich wieviel nehmen muss, und mische mir alles selbst zusammen. In meiner Nahrung ist alles drin, was mein Körper braucht. Mein Bedarf ist wahrscheinlich sogar besser gedeckt als bei normal essenden Menschen. Auch sonst habe ich immer alles da, was ich für meine tägliche Versorgung brauche: Spritzen, sterile Tücher. Ich arbeite absolut steril. Meine Erfahrung hat mir gezeigt, wie wichtig das ist. Und seitdem – toi, toi, toi – habe ich keine Probleme mehr. Außerdem habe ich dadurch ein weiteres Stück Selbstständigkeit und damit Freiheit hinzugewonnen. Ich kann jeden Tag selbst entscheiden, wann ich mich »anstöpsele« und wann ich mich wieder »abstöpsele«. So nenne ich das.

Ich achte genau auf mein Gewicht. Wenn mein Gewicht stabil ist, kann ich es mir erlauben, eine Nacht zu fasten, sozusagen. Jedes zweite Wochenende verzichte ich für eine Nacht auf meine Nahrung. Dann schlafe ich wie ein Baby und fühle mich viel erfrischter am nächsten Tag. Außerdem können Peter und ich an dem Fasten-Abend auch mal etwas unternehmen. Ansonsten muss ich ja immer zu Hause bleiben oder meine Nahrung mitnehmen, wenn wir für mehrere Tage wegfahren.

Man merkt erst, wie wichtig der Schlaf ist, wenn man nicht mehr einfach selbstverständlich schlafen kann. Über so viele Jahre habe ich durch meine zerstückelten Nächte nun schon ein ständiges Schlafdefizit. Ich staune, wie gut mein Körper trotz allem immer noch funktioniert. Manchmal nicke ich tagsüber für vielleicht zehn Minuten ein, wenn wir uns nach dem Mittagessen auf die Couch setzen und doch mal etwas fernsehen oder wenn ich ein Buch lese. Das passiert mir schon. Aber einen richtigen Mittagschlaf halte ich nicht. Sonst könnte ich abends wahrscheinlich schlecht einschlafen. Ich lege mich auch nicht gleich um achtzehn Uhr ins Bett, wenn ich mich »anstöpsele«. Mit meinem Infusionsständer bin ich innerhalb der Wohnung zum Glück sehr mobil. Ich mache am Abend noch alles Mögliche. Wenn sich Besuch angekündigt hat, backe ich abends einen Kuchen, ich koche oder bereite sonst etwas vor. Zwischendurch gucke ich: wie lang reicht die Strippe noch, also der Schlauch zwischen mir und dem Nahrungsbeutel. Wenn nötig, ziehe ich den Ständer einfach hinterher und weiter geht's.

Als ich doch wieder einmal im Krankenhaus bin, bitte ich eine Krankenschwester, mir eine Zwanzig-Milliliter-Spritze mit Kochsalzlösung zu bringen, um meinen Port nachzuspülen, wenn der Nahrungsbeutel leer ist. Die Frau bringt mir eine Fünf-Milliliter-Spritze ohne Schutzhülle und legt sie einfach so auf den verkeimten Nachttisch. Ich kann es nicht glauben. Ziemlich barsch weise ich sie darauf hin, dass ich eine sterile Spritze brauche, mit zwanzig Millilitern Kochsalzlösung. Widerwillig fegt sie hinaus und holt mir das Gewünschte. Kommentarlos. Keine Entschuldigung, keine Einsicht. Natürlich, Krankenschwestern haben einen extrem stressigen und belastenden Job. Sie stehen immer unter Zeitdruck. Aber es ist einfach unverantwortlich, die Spritze auf den nicht sterilen Nachttisch zu legen. Früher hätte ich sie vielleicht trotzdem einfach genommen und mir möglicherweise die nächste Sepsis eingefangen. Aber ich habe zu viel durchgemacht, um mich jetzt noch leichtsinnig zu verhalten. Das muss nicht sein, dass sich meine negativen Erfahrungen wiederholen, nur weil jemand nicht richtig mitdenkt. Bei der Visite schneide ich das Thema an. Ich nenne keinen Namen. Aber ich sage dem Arzt, dass ich darum bitte, dass hier mehr auf Sterilität geachtet wird. Ich lerne immer besser, auf mich aufzupassen. Es geht um meine Haut, es geht um mein Leben.

Dann ist es so weit. Mein achter Port muss herausgenommen werden. An der Katheterspitze hat sich ein Thrombus gebildet. Der Port ist dicht. Die Nährlösung kann kaum noch hindurchtropfen. Die Ärzte stellen fest, dass es nun nur noch zwei Stellen gibt, die sich für einen neuen Portkatheter eignen würden. Jeweils eine an meinen Oberarmen. Auf dem Brustkorb ist alles zu verschnitten und vernarbt. Da geht nichts mehr. Das ist eine Hiobsbotschaft für mich. Ich denke darüber nach: Eine Nadel würde permanent in meinem Oberarm stecken. Damit könnte ich mich nicht mehr so frei bewegen wie bisher. Und vor allem brauche ich meine beiden Hände, um mich abends än-ünd morgens »abzustöpseln«. Das klappt nicht, wenn ich nur eine Hand zur Verfügung habe, um den Port am anderen Arm zu bestücken. Ich könnte mit dem Port im Arm nicht mehr alles allein händeln und wäre wieder auf den Pflegedienst angewiesen. Das will ich nicht.

Doch wieder habe ich Glück. Die Ärzte eröffnen mir eine weitere Möglichkeit:
»Wir implantieren Ihnen einen Hickman-Katheter.«
Ich bin überrascht:
»Oh, von so einem Katheter habe ich in all den Jahren noch nie etwas gehört.«
Sie erklären mir, dass dieser Katheter aus einem dünneren und einem dickeren Schlauchteil besteht. Der dünnere Teil wird unterhalb des Schlüsselbeins in die Vene eingeführt und verläuft dann bis in die obere Hohlvene. Der dickere Teil liegt unter der Haut und kommt am Brustbein aus dem Körper heraus.

Ich bin unendlich dankbar, dass es diese Alternative zum Portkatheter für mich gibt und bekomme den Hickman-Katheter implantiert. Auf der linken Seite, weil ich Rechtshänderin bin. Von nun an brauche ich nur noch einmal im Monat zum Blutabnehmen in meine onkologische Praxis gehen.

Wenn ich den Bereich zwischen meinem Brustbein und dem linken Schlüsselbein abtaste, spüre ich den Schlauch unter der Haut. Aber ansonsten bemerke ich ihn gar nicht. Gott sei Dank. Ich soll nur meinen linken Arm nicht zu weit nach oben strecken. Dann spüre ich eine Spannung. Beim Wäscheaufhängen muss ich also zum Beispiel etwas aufpassen. Meistens übernimmt Peter das jetzt und er macht das wirklich vorbildlich. Er hängt die Wäsche auf und nimmt sie auch wieder ab. Oder wenn ich die Fenster putze, dann nur mit der rechten Hand. Eine Zeit lang probiere ich Yoga aus. Aber das muss ich aufgeben. Zu viele Übungen finden in der Bauchlage statt. Das funktioniert bei mir nicht. Der Druck auf den Katheter ist zu stark. Schade, aber ich habe es ausprobiert. Und ansonsten komme ich gut klar mit meinem Hickman-Katheter.

Doch es gibt immer wieder Situationen, die mir vor Augen führen, dass bei mir eben doch alles etwas komplizierter ist und wie wichtig es ist, für jeden Tag dankbar zu sein. Eines Tages kommt Flüssigkeit aus dem Katheter. Ich spüre, wie alles nass wird. In der Ambulanz stellen sie fest, dass der Katheter ein kleines Löchlein hat. Im Krankenhaus wird es verschweißt. Doch diese Reparatur genügt nicht. Die verschweißte Naht platzt wieder auf. Der Katheter muss erneuert werden. Ich bin sehr aufgeregt. Wenn der Katheter nun auf die andere Seite verlegt werden muss, was ist dann? Wenn er irgendwann auch auf der rechten Seite herausgenommen werden muss, gibt es kaum noch eine Möglichkeit, um mich weiter zu ernähren. Ich stelle mir wieder die Frage:
Wieviel Zeit bleibt mir noch?
Dieser Gedanke verselbstständigt sich und wird zu einem Gedankenkarussell.

Doch aufgrund meiner vielen guten Erfahrungen habe ich gleichzeitig ein großes Vertrauen in die Ärzte. Akuter als die Angst um mein Leben ist die Sorge um den Verlust meiner Freiheiten. Es ist die Sorge, wieder auf einen Pflegedienst angewiesen zu sein.

Ich bekomme eine Vollnarkose. Nach den beiden großen Operationen 2002 und 2003 ist das die dritte Vollnarkose in meinem gesamten Leben. Und wieder meint es das Schicksal gut mit mir. Es gelingt den Ärzten, den Katheter auf der linken Seite neu zu verlegen. So bleibt mir weiterhin die Option auf der rechten Seite erhalten. Ich darf noch ein bisschen länger auf dieser Welt verweilen.

Als ich nach Hause komme, habe ich Gleichgewichtsstörungen. Es dauert seine Zeit, bis das Narkosemittel völlig vom Körper abgebaut ist. Etwa drei Wochen lang traue ich mich nicht allein nach draußen zu gehen. Beim normalen Laufen fange ich an zu schwanken. Ich kann nicht nach oben gucken und keine schnellen Bewegungen machen. So eine Narkose haut einen wirklich um. Die Ärzte haben sie ungern eingesetzt, aber es war notwendig. Alles ist noch einmal gut gegangen und ich bin dankbar, wieder zu Hause zu sein.

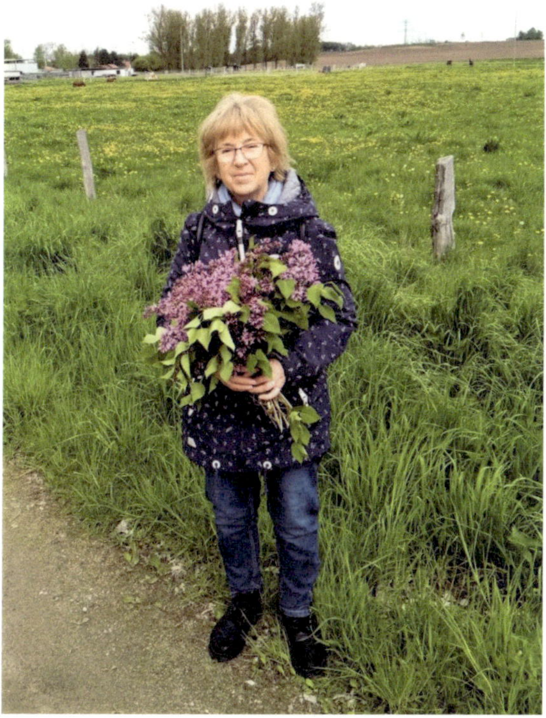

Karin, Frühjahr 2021

8

Wendezeit

Die Mauer fiel im Herbst 89. In der darauffolgenden Zeit wurden viele Betriebe geschlossen. So auch der Schlachthof, auf dem Peter arbeitete. Von heute auf morgen war er arbeitslos. Peter wurde fast wahnsinnig ohne Arbeit. Das war für ihn die Hölle. Männer glauben ja häufig, dass sie die Familie ernähren müssen. Die Firma, für die ich arbeitete, machte nicht sofort dicht. Ich hatte meine Arbeit also noch. Es war hart für Peter, mit ansehen zu müssen, wie seine Frau das Geld nach Hause brachte, während er zum ersten Mal in seinem Leben keine Arbeit hatte und vom Staat Arbeitslosengeld bezog.

Wir hatten noch Kontakt zu einer Freundin von mir, die Ostern 1961 als Dreizehnjährige mit ihrer Familie in den Westen gegangen war. Nur wenige Monate also, bevor ab August 61 die Mauer gebaut wurde. Die ganzen Jahre über schickten wir uns Briefe und zu Weihnachten Päckchen. Von ihr erhielten wir das Angebot, rüberzukommen nach Niedersachsen. Sie und ihr Mann betrieben dort eine Wäscherei. Es war ihr Wunsch, dass ich bei ihnen arbeiten sollte.

Wir wagten den Neuanfang. 1991 fand unser Umzug nach Steinbergen bei Rinteln in Niedersachsen statt. Meine Freundin vermittelte uns eine schöne Wohnung. Peters Mutter zog wieder in die untere Etage ihres ehemaligen – von uns renovierten – Hauses. Maren, sie wurde in dem Jahr zwanzig, bewohnte die obere Etage.

Ich begann, wie ausgemacht, in der Wäscherei zu arbeiten. Es war eine eigenartige Arbeit für mich. Am Anfang fiel sie mir schwer. Aber als ich mich erst einmal eingearbeitet hatte, lief es sehr gut. Peter fand ebenfalls einen neuen Job. Im Kieswerk. Es klappte also alles und wir lebten knapp acht Jahre in Steinbergen.

Ich war gerne in Niedersachsen. Ich fühlte mich dort sehr wohl. Wir wohnten toll, in einer traumhaft schönen Gegend und ich lernte durch die Arbeit drei großartige Frauen kennen. Das war eigentlich ungewöhnlich. Gegenüber uns »Ossis« – wie wir damals genannt wurden –, die in den Westen kamen, verhielten sich die »Wessis« eher zurückhaltend. Ich hatte aber überhaupt keine Probleme, mit den Niedersachsen in Kontakt zu kommen, und das war wunderbar. Daraus sind richtige Freundschaften entstanden. Mit den drei ehemaligen Kolleginnen sind wir heute noch in Kontakt. Über viele Jahre hinweg besuchten wir uns gegenseitig und wir telefonieren immer noch regelmäßig. Sie feierten sogar unsere Goldene Hochzeit mit uns. Diesen besonderen Tag feierten wir im großen Rahmen in einem Hotel. Etwa fünfunddreißig Gäste feierten mit uns. Es war einer der schönsten Tage unseres Lebens.

Während unserer Zeit in Steinbergen wurde Peters Mutter sehr krank. Sie war inzwischen zu einer ihrer Enkelinnen auf ein Dorf in der Nähe von Güstrow gezogen. Maren wohnte nun mit ihrem damaligen Mann in unserem Haus. Die beiden kümmerten sich aber weiter um Marens Oma. Sie fuhren regelmäßig zu ihr und hielten ihre Wohnung sauber. Doch irgendwann konnte sie nicht mehr allein wohnen, sie brauchte ständige Unterstützung. Da haben Peter und ich die Entscheidung getroffen: Jetzt nehmen wir sie mit zu uns.

Man kann fast sagen wir luden sie halb tot in unser Auto. Wir hatten wirklich Angst, dass sie uns unterwegs wegstirbt. Ich gab meine Arbeit auf und pflegte sie ein Dreivierteljahr lang. Es war eine große Herausforderung für mich und eine belastende Aufgabe, mit einem Menschen so engen Kontakt zu haben, mit dem ich nie zurechtgekommen war. Doch ich schob die ganzen alten Verletzungen beiseite und sagte mir:

Jetzt bin ich für sie da und Schluss.

Wer im Pflegedienst arbeitet, macht einen sehr schweren Job, keine Frage. Aber er hat irgendwann Feierabend und geht nach Hause. Pflegt man aber jemanden zu Hause, ist man vierundzwanzig Stunden ununterbrochen für diesen Menschen da. Das war wirklich nicht einfach für mich. Peter konnte mir nicht helfen. Er arbeitete bis zu vierzehn Stunden am Tag. Montag bis Freitag voll und samstags bis mittags. Aber ich fühlte mich meiner Schwiegermutter gegenüber auch irgendwie verpflichtet. Weil wir ihr Haus bekommen hatten.

Und dann, ganz zum Schluss, kurz bevor sie starb, da entschuldigte sie sich aufrichtig bei mir:
»Wat ick die all andan hew.«
Wir sprachen damals platt miteinander. Obwohl ich ja ursprünglich aus Ostprignitz komme und in meiner Jugend wie eine halbe Berlinerin klang. »Ick« und »wa«... In Güstrow fing ich an, eher hochdeutsch zu sprechen. Aber mit meiner Schwiegermutter sprach ich immer platt.
»Min Dern«, sagte sie, »dat ded mie led, wat ick die all andan hew.«
Da konnte ich ihr verzeihen.

Als meine Schwiegermutter gestorben war, wollte meine Freundin mich wieder in der Wäscherei einstellen. Peter hatte in dieser Zeit jedoch einen Bandscheibenvorfall und im Kieswerk fanden Modernisierungsmaßnahmen statt. Seine Stelle wurde schließlich von einer Maschine ersetzt und er wurde wieder arbeitslos. Wir mussten uns erneut die Frage stellen:
Was nun?

Schließlich entschieden wir uns dafür, zurück zu gehen. Zurück nach Mecklenburg – nach Hause. Besonders Peter zog es sehr in seine Heimat. Er fühlte sich nicht mehr wohl in Niedersachsen. Bei mir war das etwas anders. Ich hätte auch dortbleiben können. Mir fiel es einfach leichter, auf Menschen zuzugehen. Aber meine Wurzeln sind da, wo meine Lieben sind. Nachher war ich auch glücklich, wieder in Mecklenburg zu sein. Meine beiden Töchter lebten schließlich hier.

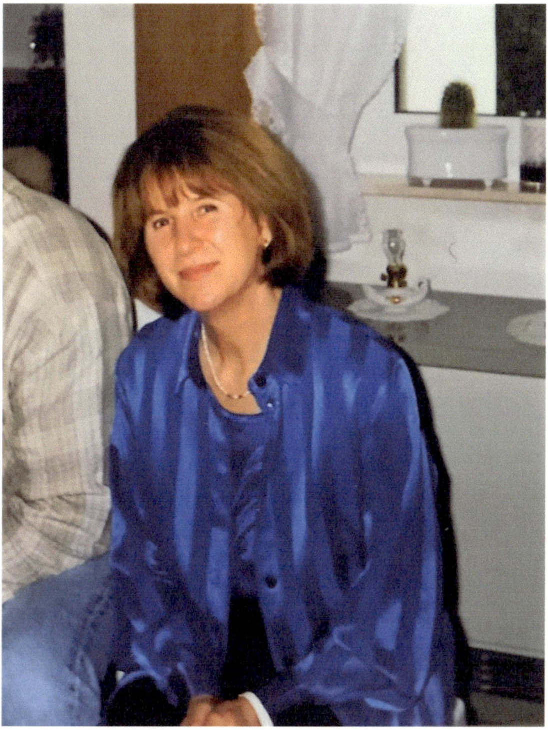

Karin, Niedersachsen, 1998

9

Zeit für Neues

Viele Jahre liegen meine Krebsdiagnosen und die Operationen nun schon zurück. Wir führen ein gutes Leben in Güstrow. Alles hat sich eingespielt.

Dann bekommt Peter gesundheitliche Probleme. Zuerst muss er an der Prostata operiert werden, danach bekommt er Arthrose in der Hand. Die Hand schwillt stark an. Er kann nichts mehr anpacken. Wir müssen unsere gepachteten Gärten in der Schrebergartenkolonie aufgeben. Nach fünfzehn Jahren. Einerseits denke ich:
Gott sei Dank.
Denn für Peter war es Stress. Die vielen Tiere mussten versorgt werden, und das Schlachten erst. Es war so viel Arbeit. Andererseits habe ich nun keinen Garten mehr, und da fehlt mir etwas. Irgendeine Ecke brauche ich, wo ich draußen sitzen und mal ein Buch in die Hand nehmen kann. Ein Ziel, das ich immer ansteuern kann, wenn mir danach ist. Ich probiere andere Orte aus, fahre mit Peter mit zum Angeln oder setze mich im Wald auf eine Bank. Aber das ist alles nicht das Gleiche.

Carmen sagt:
»Mama, du gefällst mir gar nicht.«

Dann kaufen sie und ihr Mann Karsten einen Bungalow am Parumer See. In erster Linie auch für mich, denke ich mal. Ich bin sehr glücklich darüber. Es sind für uns nur zehn Minuten mit dem Auto. Peter und ich dürfen hinfahren, wann immer wir wollen. Da bin ich so gerne. Wir können uns auch mit einbringen. Im Garten arbeiten, das liebe ich. Ich pule gerne das Unkraut aus der Erde, hüpfe zwischen den Beeten umher. Es ist so schön, etwas auszusäen, zu beobachten, wie alles wächst und gedeiht und es dann ernten zu dürfen. Wenn ich es mal vergesse, achtet Peter darauf, dass ich meine Pausen einhalte. Ich darf nicht zu viel machen. Wenn ich in meine Arbeit vertieft bin und denke:
Ach, das mache ich noch fertig…
Dann höre ich ihn schon:
»Das reicht jetzt. Du setzt dich jetzt mal hin. Es wird Zeit.«
Und da hat er recht. Dann setze ich mich auf die Bank am See und erhole mich. Es ist herrlich, dort zu sitzen und den See zu beobachten oder ein Buch zu lesen. Manchmal schließe ich auch einfach meine Augen und höre zu, wie die Spechte klopfen. Peter fährt oft mit dem Boot auf den See und angelt.

Überhaupt liebe ich es, draußen unterwegs zu sein. Ich fahre Fahrrad und wandere leidenschaftlich gerne. Jeden Sommer fahren wir in den Wald und sammeln Blaubeeren. Auf der Plantage pflücken wir Erdbeeren, im Garten am Bungalow wachsen auch ein paar, und zu Hause koche ich davon Erdbeer-Blaubeer-Marmelade. Die lieben alle. Die Zeit für all das haben Peter und ich jetzt, und wir nutzen sie. Mit der Natur sind wir sehr verbunden. Die frische Luft, das Grün, das Zwitschern der Vögel – ich sauge alles in mich auf und komme dann entspannt nach Hause.

Unsere Kinder denken sich immer wieder etwas Neues aus, um Peter und mir ein schönes Erlebnis zu bescheren. Ein ganz besonderes Geschenk ist die Fahrt mit einem Heißluftballon.

Maren wohnt in dieser Zeit in einem alten Gutshaus in Hoppenrade, südlich von Güstrow. Dort starten wir. Was für ein traumhaft schönes Abenteuer, mit dem Ballon immer höher zu steigen und dann über die Landschaft zu fahren. »Fahren!« – das ist ja ganz wichtig. Man darf bloß nicht »fliegen« sagen. Nachdem wir wieder sicher gelandet sind, rollt uns unser Ballonfahrer einen roten Teppich aus, über den wir nach dem Aussteigen schreiten dürfen. Wir erfahren, dass es Tradition ist, nach der allerersten Ballonfahrt in den Adelsstand der Ballonfahrer erhoben zu werden. Das geschieht mit feierlichem Humor. Wir bekommen Adelstitel und eine Urkunde, die uns unseren neuen Adelsstand bescheinigt. Und schließlich werden wir sogar noch getauft. Das bedeutet, der Ballonfahrer schneidet jeder und jedem von uns ein kleines Fitzelchen unserer Haare ab und anschließend werden wir mit Sekt bespritzt. Wir haben großen Spaß.

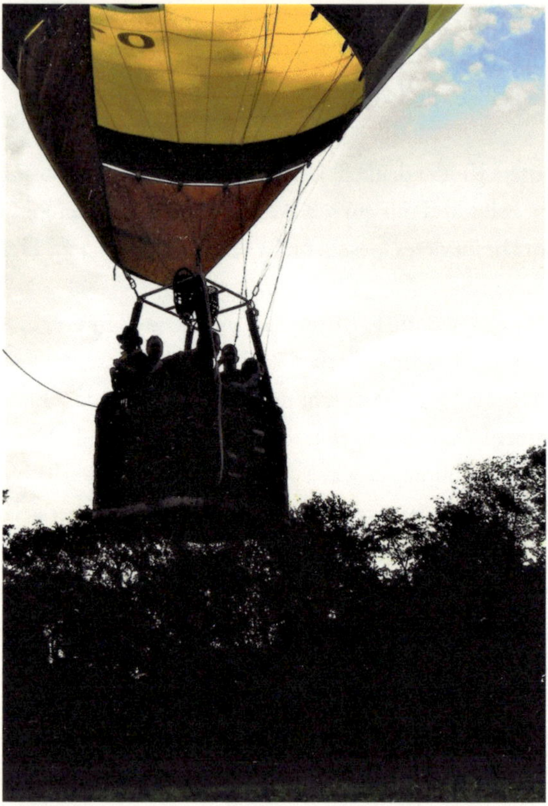

Ballonfahrt, 2011

Ich mache noch so vieles. Alles etwas langsamer und mit Pausen, aber ich halte die Wohnung sauber, putze die Fenster, mache die Wäsche, kaufe ein und ich liebe es, für andere zu kochen. Manchmal sagen meine Gäste:
»Du kochst immer so schöne Sachen und kannst dann selbst nichts davon essen.«
Aber ich habe kein Problem damit. Ich richte das Essen hübsch an. Ich rieche es, ich sehe es. Das Auge isst wirklich mit. Dann sehe ich, dass es den anderen schmeckt. Das ist für mich ein Dankeschön und das tut mir gut. Ich merke, dass ich noch gebraucht werde.

Außerdem ist es nicht so, dass ich überhaupt nichts zu mir nehmen kann. Ich muss mich stark einschränken. Aber wenn ich koche, dann esse ich auch eine winzige Portion mit. Für den Geschmack.

Seit mein Appetit nach der ersten großen Operation zurückgekommen ist, habe ich angefangen, nach und nach alle möglichen Lebensmittel zu probieren, um herauszufinden, was mein Körper verträgt und was nicht. Wenn ich etwas nicht vertrage, dann bekomme ich es schnell zu spüren. Brot vertrage ich nicht. Bis auf diese weißen Baguettes. Die backe ich auf und lasse sie drei Tage trocknen. Sie müssen ganz trocken sein, dann schneide ich sie in Scheiben. Ein paar Scheiben kann ich davon essen. Ganz dünn kratze ich etwas Butter darauf. Mit Wurst muss ich vorsichtig sein. In Honig oder Marmelade, da ist Zucker drin, das geht auch nur gekratzt. Eier kann ich essen, die vertrage ich gut. Da gibt es öfter morgens mal ein gekochtes Ei oder

Rührei. Mittags kann ich eine kleine Portion Kartoffeln, Nudeln, Reis, weißes Fleisch oder Fisch essen, das geht. Wir essen gerne Fisch, der ist ja auch gesund. Mit Gemüse muss ich wieder sehr vorsichtig sein. Grünzeug bläht. Eigenartigerweise vertrage ich Weißkohl, der anderen oft schwer im Magen liegt. Auf Rotkohl muss ich dagegen ganz verzichten. Genauso wie auf Salate. Die liebte ich früher sehr. Auf Milchprodukte verzichte ich auch. Wie gerne ich früher Joghurt und Quark aß. Das geht alles nicht mehr. Egal, was ich esse, von allem immer nur sehr kleine Mengen. Es verändert sich auch mal etwas mit der Verträglichkeit. Es kann sein, dass ich etwas über einen langen Zeitraum problemlos zu mir nehmen kann und dann sagt mir mein Körper plötzlich, dass es jetzt nicht mehr geht. Kuchen vertrage ich inzwischen zum Beispiel überhaupt nicht mehr. Da konnte ich anfangs schon nochmal ein bisschen naschen. Dafür esse ich nun einen trockenen Keks oder ein kleines Stück Schokolade, wenn es für andere Kaffee und Kuchen gibt.

Ich treffe mich regelmäßig mit einer Gruppe Frauen in einem Café. Am Anfang bedauern sie mich sehr. Ich mache ihnen klar:
»Bitte, ich will nicht bedauert werden.«
Ich bin zufrieden mit meinem Keks oder Stück Schokolade. Das reicht mir voll und ganz. Dazu trinke ich meinen Tee. Aber vor allem: ich bin dabei. Das ist für mich das Wichtigste. Darauf kommt es an und darüber freuen sich auch die anderen Frauen. Ich esse ganz bewusst und genieße

meinen Keks mehr als früher ein Stück Torte. Von jedem Bissen, den ich zu mir nehme, koste ich den Geschmack voll aus. Das bedeutet auch, dass ich manchmal ganz bewusst unvernünftig bin. An einem schönen Sommertag gönne ich mir auch einfach mal eine Kugel Eis. Ich weiß vorher, dass ich davon Bauchschmerzen und starke Blähungen bekomme. Das nehme ich in Kauf. Ich lasse mir meine Kugel Eis auf der Zunge zergehen. Die Bauchschmerzen gehen vorbei. Hinterher kann ich wieder lachen. Man sollte nicht immer alles zu ernst nehmen. Wenn wir Feierlichkeiten haben, Weihnachten, Geburtstag oder wenn wir abends irgendwo eingeladen sind, dann esse ich auch ein bisschen was mit, obwohl ich weiß, dass es mir wahrscheinlich nicht bekommen wird. Auf Abendessen verzichte ich im Alltag oft ganz. Das bekommt mir meistens nicht. Dann komme ich in der Nacht nicht zur Ruhe. Aber zu besonderen Anlässen denke ich mir:

Es gibt Schlimmeres als eine unruhige Nacht.

Ich habe es in der Hand, wie es mir geht. Meine Selbstständigkeit und meine Unabhängigkeit sind mein höchstes Gut. Ich bin so dankbar, dass ich noch so vieles machen kann und darf. Peter möchte mir gerne einiges abnehmen. Er fragt oft, ob er etwas machen kann. Das ist ja auch gut so. Nach dem Essen sagt er:

»Kannst dich hinsetzen. Ich räum' hier alles ab.«

Peter ist auch ein guter Koch.

»Du hast mir den Löffel aus der Hand genommen. Ich würde auch gerne«, meint er und lacht.

»Kannst du machen. Ich setze mich auch gerne an den gedeckten Tisch«, antworte ich dann.

Aber Peter hat sowieso seine Aufgaben. Er staubsaugt, wischt Staub und er macht auch das Treppenhaus sauber. Wir gestalten unseren Alltag Hand in Hand. Jeden Samstag saugt er hier alles durch. Ich nehme mir das Bad vor und dann die Küche. Am Nachmittag sind wir durch mit allem. Wenn uns danach ist, gehen wir anschließend noch raus. Manchmal bin ich aber auch geschafft, dann ruhe ich mich erstmal etwas aus. Ich merke normalerweise, wenn meine Kraft verbraucht ist. Dann lege ich wirklich die Beine hoch. Pausen muss ich einlegen, das ist ganz wichtig. Es geht nicht mehr ins Unendliche. Das hängt aber sicher auch mit meinem Alter zusammen. Es wird vielen in meinem Alter so gehen, nicht nur mir.

Peter sagt immer mal wieder:

»Wir können uns doch eine Hilfe für den Haushalt holen.«

»Nein«, sage ich dann, »solange ich es kann, will ich das machen. Das ist mir wichtig.«

Es gibt mir und auch Peter und unseren Töchtern Kraft und ein gutes Gefühl, dass ich noch so mobil und selbstständig bin. Das will ich beibehalten, solange es geht.

Es ist ein großes Glück, dass man mir nicht ansieht, was mit mir los ist. Entferntere Bekannte von früher wissen überhaupt nichts von meiner Krebserkrankung. Das muss nicht sein. Wenn ich sie mal auf der Straße treffe, dann unterhalten wir uns ganz normal über dies und das. Ich will als ganz normaler Mensch behandelt werden. Zu gut kenne ich die Reaktionen auf meine Krankengeschichte. Ich kenne den hilflosen, mitleidigen Blick der Leute, die davon erfahren. Zwei Freunde von uns verhalten sich genauso. Von ihnen bekomme ich nur zu hören, wie sehr ich ihnen leidtue. Das ertrage ich nicht. Ich sage ihnen, dass mir das nicht hilft, dass mir das einfach nicht guttut. Aber sie begreifen es nicht. Also ziehe ich mich von ihnen zurück.

Im Laufe der Jahre finde immer mehr heraus, was mir guttut und was nicht. Wenn ich jetzt das Gefühl habe, etwas ist nicht gut für mich, dann sage ich »Nein«. Ich lerne, mich abzugrenzen. Früher konnte ich das nicht. Ich wurde eben auch dazu erzogen, zu funktionieren. Niemals hätte ich es als junges Mädchen gewagt, zu fragen:
»Warum?«
So wie es heute ist. Den heutigen Kindern wird so vieles erklärt. Das gab es nicht, als ich Kind war. Wir Kinder hatten zu funktionieren, und das war's dann auch.

Heute kann ich unterscheiden zwischen »wichtig« und »unwichtig«. Wenn wir Besuch haben und nach dem Essen eine Runde spazieren gehen wollen, kann ich inzwischen alles einfach stehen und liegen lassen und mit den anderen aus dem Haus gehen. Das konnte ich früher nicht. Da musste immer erst der Tisch abgeräumt und die Küche tip top aufgeräumt sein. Meine Töchter sagen:
»Mama, das wird immer besser mit dir. Das finden wir gut.«
Aber andauernd schaffe ich das nicht. Ich will es zu Hause

nicht übertrieben sauber haben, um Gottes Willen, das würde so unbelebt aussehen. Aber ein bisschen Ordnung ist mir schon wichtig. In der Küche möchte ich blind alles finden können, was ich suche. Alles hat seinen Platz.

Meine Enkelin braucht einen neuen Computer. Ihrer fährt nur noch langsam hoch, funktioniert aber ansonsten. Sie fragt mich, ob ich Interesse habe, ob ich ihren Computer haben möchte. Ich sträube mich:
»Nein, ich möchte keinen Computer haben. Das ist mir zu viel Technik.«

Wobei – wenn ich zurückdenke, ich fand mich früher immer gut zurecht mit technischen Geräten. Wenn wir im Allgäu Urlaub machten, machte ich schöne Aufnahmen mit der Kamera und später schnitt ich den Film sogar selbst zusammen. Aber ein Computer – das ist ein Buch mit sieben Siegeln für mich. Doch es arbeitet in mir. Neugierig bin ich schon irgendwie. Mein Schwiegersohn Karsten lässt mich sofort wissen:
»Ich richte dir auch alles ein.«

So komme ich zu meinem ersten Computer. Fix und fertig bringen sie ihn mir nach Hause. Ich fuchse mich rein und mir ist es egal, dass er langsam hochfährt. Nun informiere ich mich im Internet, wenn ich irgendetwas wissen möchte. Manchmal gucke ich auch einen schönen Film auf dem Computer oder ich spiele Karten.

Wir sind mit Carmen und Karsten auf dem schönen historischen Weihnachtsmarkt. Es liegen Matratzen auf dem Boden, darauf machen wir es uns bequem. Hinter uns stehen Heizstrahler. Es ist richtig kuschelig. Carmen trinkt Glühwein, ich meinen Tee und unsere Männer sind auf einmal verschwunden. Und was steht Heiligabend unter dem Tannenbaum? Richtig, ein neuer Rechner für mich. Da wird mir klar, es war Peters Idee. Das finde ich toll. Peter wollte, dass ich einen neuen Computer habe, der normal schnell hochfährt, und er hat Karsten gefragt, ob er ihm hilft, einen auszusuchen.

Maren lebt mit ihrer Familie inzwischen in Bayern. Ihren jetzigen Mann Wolfgang lernte sie auf dem Pilgerweg kennen. Und sie zog zu ihm nach Megesheim. Das liegt hinter Nürnberg. Wir freuen uns sehr für Maren und Wolfgang, sie sind glücklich. Aber sie wohnen einfach zu weit weg. Sechshundertsechzig Kilometer liegen zwischen uns. Ich vermisse Maren und ihre Lieben. Peter und ich besuchen sie zweimal im Jahr, immer für circa zehn Tage. Und die Kinder besuchen auch uns öfter in Güstrow. Trotzdem fehlen sie uns so sehr.

Bei einem unserer ersten Besuche in Megesheim bin ich ganz begeistert, wenn ich auf den Handys von Maren und Wolfgang die ganzen Fotos und Videos von ihnen und unseren Enkelkindern ansehen kann. Und was liegt am nächsten Heiligabend für mich unter dem Tannenbaum? Mein erstes Handy. Das kann nicht wahr sein. Ich freue mich und kann es gar nicht glauben. Ein Geschenk von Carmen und Karsten. Maren muss Carmen von meiner Begeisterung erzählt haben. Ich mit meinem Handy. Da kann ich nun auch alle benachrichtigen, auf dem Laufenden halten und Fotos verschicken und bekommen.

Ich versuche, mit der Zeit zu gehen. Wenn irgendwas nicht in Ordnung ist mit dem Rechner oder dem Handy, helfen Carmen und Karsten mir. Ich schreibe alles auf, wenn ich etwas nicht verstehe. Immerhin war ich schon fast siebzig, als ich den Computer und das Handy bekam. Das Interesse an etwas Neuem ist immer noch da und das ist schön. Das heißt Leben.

Ich genieße jeden Tag! Wenn ich abends im Bett liege, lasse ich den Tag noch einmal Revue passieren.

Oh ja, das habe ich schon erledigt und das habe ich geschafft. Das war schön heute. Und darüber freue ich mich ganz besonders.

Ich nehme mir jeden Tag etwas vor. Jeden neuen Tag ein bisschen was, nach Bedarf. In der Wohnung zum Beispiel, mal die Schränke aufräumen, alles rausholen, sortieren, auswischen oder an einem anderen Tag die Matratzen absaugen. Das ist für mich wichtig. So habe ich abends das gute Gefühl, dass ich etwas geschafft habe und erst einmal wieder abhaken kann. Neben den alltäglichen Aufgaben überlege ich mir auch, was ich noch Neues ausprobieren möchte. Da stecke ich mir auch kleine Ziele, und wenn sie noch so klein sind.

So habe ich die kleine Geschichte von der *Hexe Kakao* aufgeschrieben, die ich mir für meine Enkelin Laura ausgedacht hatte. Als Laura zwei oder drei Jahre alt war, brauchte sie immer »Input«. Sie liebte es, wenn ich ihr Geschichten

erzählte und sie saugte die Geschichten nur so in sich auf. Nie konnte sie genug davon bekommen. Eines Tages sagte sie zu mir:
»Oma, erzähl' mir noch eine Geschichte.«
Ich fragte:
»Was für eine Geschichte möchtest du denn hören?«
Ohne darüber nachzudenken, antwortete sie:
»Die Geschichte von der Hexe Kakao!«
Ich muss dazu sagen, dass wir davor noch nie über eine Hexe Kakao gesprochen hatten. Vollkommen spontan kam ihr also dieser Name in den Sinn. Ich musste kurz überlegen und dann erzählte ich drauf los. So entstand die Geschichte. Und von da an musste ich sie immer und immer wieder erzählen. Laura hörte so aufmerksam zu, dass sie die Geschichte bald auswendig konnte. Sie achtete genau darauf, dass ich ja nicht vom Text abwich. Die Sätze mussten jedes Mal ganz genau die gleichen sein. Heute hat Laura selbst Kinder und erzählt ihnen die Geschichte von der Hexe Kakao.

Für mich ist es ein tolles Gefühl, dass ich die Geschichte aufgeschrieben habe. Das hatte ich mir vorgenommen und dann habe ich es auch wirklich gemacht. Damit habe ich wieder eins meiner Ziele erreicht. Das ist eine Bestätigung für mich selbst und tut mir gut. Nach allem, was ich erlebt habe, kann ich mir heute selbst Wertschätzung und Anerkennung entgegenbringen. Spät – aber nicht zu spät.

Die Hexe Kakao

In einem fernen Land, vor gar nicht allzu langer Zeit, da lebte einmal ein König mit seiner Königin und ihrer wunderschönen Tochter, Prinzessin Ella. Der König war ein gerechter Herrscher, der stets um das Wohl seines Volkes bemüht war. Eines Tages machten sich einige Bauern auf den Weg ins Schloss, um dem König eine Bitte vorzutragen. »Unsere Kinder wachsen heran und benötigen ihre eigenen Unterkünfte. Dafür brauchen wir Holz aus dem Wald. Doch, oh Herr, wir haben solche Angst in den Wald zu gehen. Niemand von uns möchte auf die Hexe Kakao treffen.« Die Hexe hatte diesen Namen, weil sie so gerne Kakao trank. Wenn ihr Vorrat an Kakao verbraucht war, verwandelte sie Menschen in Kakaopulver. Aus diesem Grund war sie als Hexe Kakao bekannt und gefürchtet. Da grübelte der König und antwortete: »Ich werde meine stärksten und furchtlosesten Reiter in den Wald schicken, um die Hexe zu fangen. Kein Mensch soll in meinem Reich Angst erleiden.«

Am nächsten Tag zogen die Reiter mit ihren Pferden in den düsteren Wald. Die Hexe aber saß oben auf einem Baum, und erkannte die Reiter schon von Weitem. Als sich die Mannschaft unter ihrem Baum befand, rief sie: »Was wollt ihr hier?« Die Reiter erschraken und sagten: »Unsere Aufgabe ist es, dich zu fangen, denn du verbreitest

Angst und Schrecken.« Die Hexe schrie, dass es nur so hallte: »Macht, dass ihr aus meinem Wald verschwindet.« Sie blies ihre Backen auf und pustete, sodass ein starker Wind aufkam. Laub wurde aufgewirbelt und die Reiter konnten sich kaum auf ihren Pferden halten. »Rückzug, Rückzug!« Schnurstracks drehten sie um und verließen den dunklen Wald. Voller Furcht kamen sie im Königreich an und berichteten von ihrer Mission. »Niemals wieder gehen wir in diesen Wald, Majestät. Es tut uns leid, aber dieser grausamen Hexe will niemand mehr begegnen.«

Der König war ratlos. Was könnte er nur tun, um sein Volk vor der Hexe zu schützen? Seine besten Ritter sträubten sich, sie zu fangen. Die halbe Nacht zerbrach er sich den Kopf und siehe da, am nächsten Tag verkündete er seine Idee. »Liebe Bürgerinnen und Bürger, ich bin zu einem Entschluss gekommen. Wer die Hexe Kakao fängt, bekommt das halbe Königreich und meine schöne Tochter zur Frau.« Ein Raunen ging durch die Reihen. Viele der Männer bewunderten die schöne Prinzessin Ella. Doch obwohl eine Belohnung ausgesetzt war, traute sich niemand in den Wald, aus Angst der Hexe zu begegnen.

Eines Tages hörte der Fischersohn Hans von der Kundgebung des Königs. Er lebte mit seiner Mutter in einem kleinen Dorf am Meer. Da sagte er zu seiner Mutter: »Ich werde die Hexe Kakao aus dem Wald holen.« Die Mutter war besorgt, weinte und flehte ihren Sohn an, nicht dorthin zu gehen. »Ich kann doch keine Fische mehr fangen. Wer soll sich um mich kümmern? Ich habe solche Angst, dass du nicht wiederkehrst.« Da sagte Hans zu seiner Mutter: »Du bekommst so viele Fische, wie du brauchst. Ich komme recht bald wieder heim.«

Am nächsten Tag nahm Hans sein Fischernetz, warf es sich über die Schulter, nahm sich etwas Proviant mit auf die lange Reise und verabschiedete sich von seiner Mutter. Bald darauf kam er zum Schloss des Königs. Der König war sehr erfreut, dass sich doch noch jemand gefunden hatte, in den Wald zu gehen. Er bot ihm ein Pferd an, doch Hans schlug dieses Angebot aus. Er ging mit seinem Netz geradewegs in den Wald hinein. Dabei bemühte er sich, vorsichtig und leise zu sein. Nach einer Weile erblickte er die Hexe. Er schlich sich heran und warf sein Fischernetz über sie. Da war sie gefangen. Sie strampelte und schrie: »Lass mich frei! Ich belohne dich auch reich.« Aber der starke Hans warf sich das Netz samt Hexe über die Schulter und machte sich auf den Weg zurück ins königliche Schloss. Die Bauern erschraken, als sie Hans mit der Hexe kommen sahen. Niemand hätte das für möglich gehalten.

Der König hatte schon einen ganz genauen Plan. Er beabsichtigte, die Hexe in den Turm zu sperren. Da sagte Hans: »Ich werde die Hexe zur Landesgrenze bringen und sie dort frei lassen. Sie hat versprochen, nie wieder in unser Königreich zu kommen.« Der König willigte ein. Hans machte sich mit der Hexe auf den Weg. An der Grenze des Königreichs ließ er sie frei und die Hexe rannte davon, so schnell sie ihre Füße tragen konnten. Hans bekam die schöne Prinzessin Ella zur Frau und das halbe Königreich noch dazu. Er holte seine Mutter zu sich und sie lebten glücklich bis an ihr Lebensende...

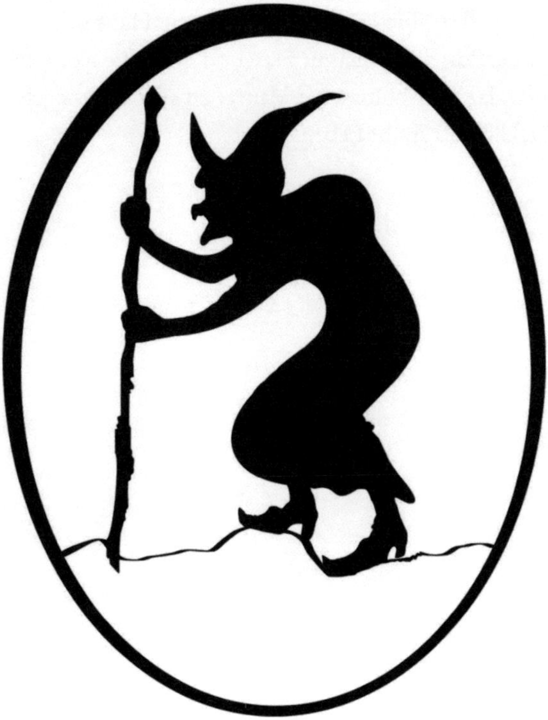

10
Berufung

Ende der 1990er Jahre zogen wir also zurück nach Mecklenburg, nach Stralendorf, das ist eine kleine Gemeinde in der Nähe von Schwerin. Wieder fingen wir bei null an. Wir suchten dringend eine neue Arbeit. Ich überlegte.

Was will ich jetzt machen?

Über das Arbeitsamt nahm ich schließlich an einer Maßnahme teil. Ein Jahr lang fuhr ich dafür jeden Tag nach Schwerin. Dort lernte ich Computerschreiben und alles Mögliche andere. Peter half in dieser Zeit immer mal in einem kleinen Hotel aus. Die hatten einen Vogelgarten. Für meine Maßnahme musste ich mir einen Praktikumsplatz suchen. Es ergab sich, dass ich mein achtwöchiges Praktikum auch in dem Hotel machen konnte. Das Praktikum lief so gut, dass mir eine Anstellung angeboten wurde.

Doch dann erinnerte mich Maren daran, in welchem Bereich ich bereits vor mehr als fünfunddreißig Jahren arbeiten wollte.

»Mama, du wolltest immer gerne mit Kindern arbeiten. Jetzt kannst du es doch machen. Hast du Lust?«

Maren selbst arbeitete längst als Tagesmutter und schlug

mir nun also vor, es ihr gleichzutun. Als die Hälfte der Maßnahme rum war, begann ich bereits parallel einen Tagesmutter-Lehrgang zu besuchen. Jeden Samstag fuhr ich dafür nach Güstrow. Das ging wieder ein Jahr lang. Die Maßnahme wollte ich nicht abbrechen. So überschnitt sich das erste halbe Jahr des Lehrgangs mit der Maßnahme. Ich nahm die neue Doppelbelastung gerne in Kauf, denn ich wusste nun, was ich wollte. Ich wollte unbedingt Tagesmutter werden. Ich wollte mir endlich meinen beruflichen Traum erfüllen.

Als ich dann meinen Schein in der Tasche hatte, war das wunderbar. Peter und ich suchten nach einer passenden Immobilie. Wir würden viel Platz brauchen und hielten Ausschau nach einem Haus mit einem Grundstück. Zum einen für die Betreuung der Tageskinder, zum anderen wollte Peter Tiere halten.

Wir mussten lange suchen. In Thurow wurden wir dann fündig. Thurow ist ein Ortsteil der Kleinstadt Brüel. Eigentlich ist es eher ein Dorf und kein besonders schönes, aber dort fanden wir eine neue Doppelhaushälfte mit einem Garten. Es war alles stimmig. Das Haus und der Garten erfüllten alle Auflagen für die Gründung meiner Selbstständigkeit als Tagesmutter. Ich hatte Platz für meine »Kurzen«, wie ich die Tageskinder immer nannte und Peter hatte draußen viel Platz für seine Tiere und um Gemüse anzubauen. Wir hatten glückliche Hühner mit viel Auslauf und Kaninchen. Es gab einen großen Hof, davon zäunten wir einen Teil ab, für die Kinder. Auf diesem Teil baute

Peter zusammen mit einem Bekannten ein kleines Häuschen. Eine Rutsche und ein Sandkasten waren schließlich auch vorhanden. Im Haus gab es ein großes Zimmer für die Kinder. Ich stellte sogar ein Zelt hinein, ein Spielzelt, damit sich die Kinder da drin auch mal verstecken konnten. Für die Tageskinder kaufte ich nicht alles neu. Das meiste war gebraucht. Neu waren nur die kleinen, süßen Stühlchen, die hatten verschiedene Farben und waren sehr leicht und so schön handlich. Ansonsten inserierte ich in der Zeitung und schaute die Anzeigen durch. Alles, was ich anschaffte, war super erhalten und ich reinigte jeden Gegenstand sehr gründlich, bevor die Kinder zu mir kamen.

Drei Kinder durfte ich betreuen. Drei waren damals erlaubt. Es waren Kinder ab acht Monaten. Die Kleinen haben bei mir Laufen gelernt. Ich hatte mehr Zeit mit den »Kurzen« als ihre Mamas und Papas. Den ganzen Tag hatte ich sie um mich. Wenn sie mir frühmorgens in die Arme geflogen kamen, dann wusste ich, das Vertrauen ist da und alles war einfach gut.

Zur Begrüßung machte ich jeden Tag einen Morgenkreis. Da schleppten die Kinder ihre kleinen Stühlchen schon selbst heran. Wir sangen und machten Spiele. Jeden Tag, bei Wind und Wetter, ging ich mit den Kindern raus. Es war toll, dass wir unser eigenes Gemüse hatten und ich kochte davon das Mittagessen für die »Kurzen« und für Peter und mich. Die Tage waren richtig durchgeplant. Sonst schafft man es nicht mit drei kleinen Kindern. Ich trug eine sehr große Verantwortung. Es war so schön, mit den Kindern zu arbeiten. Das war »meins«. Ich bot ihnen eine verlässliche und überschaubare Umgebung. Die kleine Gruppe, das war fast wie eine Familie. Sensible Kinder gehen doch in einer großen Kita unter. Bei mir hatten sie es gut. Davon bin ich überzeugt. Im Rückblick kann ich sagen, dass dieser kurze Lebensabschnitt, meine Zeit als Tagesmutter, für mich zu den allerschönsten Zeiten in meinem Leben gehört hat.

»Ringel, Ringel, Reihe,
sind der Kinder dreie,
sitzen unterm Holderbusch,
machen alle husch, husch, husch.

Ringel, Ringel, Rosen,
gelbe Aprikosen,
Veilchen blau, Vergissmeinnicht,
alle Kinder setzen sich.«

(Kinderreim)

11

Überblick

Ich hatte wirklich viel Glück. Das ist mir bewusst. Die Art der parenteralen Ernährung, wie ich sie über die ganzen Jahre hinweg bekomme, wurde in dieser Form erst fünf Jahre bevor ich krank wurde entwickelt.

Ich bin dankbar für das Gesundheitssystem, das wir hier in Deutschland haben. Die Operationen, die Behandlungen und meine Nahrung – alles zahlt die Krankenkasse. Das ist natürlich enorm teuer. Ich hätte mir das aus eigener Tasche niemals leisten können. In den allermeisten anderen Ländern hätte ich keine Überlebenschance gehabt.

Ich bin dankbar für meinen Ernährungsberater und für die vielen guten Pflegekräfte, Krankenschwestern und ausgezeichneten Ärzte, denen ich begegnet bin.

Ich habe ein unwahrscheinliches Vertrauen in die Ärzte. Wenn wieder eine Operation anstand, gab es Vorgespräche, die mich immer schon beruhigten. Bei den Vollnarkosen hatte ich keine Angst, dass ich nicht wieder aufwachen könnte.

Die machen das schon.

Wenn ich wieder in den OP geschoben wurde, ließ ich jedes

Mal vollkommen los. Ich habe meinen Körper den Ärzten überlassen. Es war beinahe ein Gefühl, als stünde ich neben mir und beobachtete die Situation. Als wäre meine Seele aus meinem Körper gehüpft. Dabei dachte ich:
Das bin nicht ich, mit der sie das hier machen.
Das war vielleicht eine Selbstschutzreaktion. Ich bekam es häufig bei anderen mit, die den Weg vor sich hatten, die gleich abgeholt und in den OP geschoben werden sollten. Manche drehten bald durch. Sie waren voller Panik und Angst. Ich war die Ruhe in Person, jedes Mal. Trotz der Schmerzen, die ich während der Operation zum Teil hatte, wenn die Betäubung nicht schnell genug wirkte.

Über die Jahre habe ich mich weiterentwickelt, ich bin viel selbstbewusster geworden. Ich habe meinen Teil dazu beigetragen, dass es mir heute so geht, wie es mir geht. Als ich die Diagnose Krebs zu hören bekam, das war ein Schlag. Ich war sechsundfünfzig Jahre alt, hatte gerade den Schritt in die Selbstständigkeit gewagt und mir meinen beruflichen Lebenstraum erfüllt. Ich hing an meinem Leben.
»Frau Witt, Sie haben noch eine Lebenserwartung von einem Jahr.«
Diese Worte haben sich mir eingebrannt.
»Ein Jahr.«
Ich haderte mit meinem Schicksal und fragte mich:
Warum ich?

Es gab eine Phase der Resignation. In der Klinik erlebte ich die Schicksale von anderen mit. Ich erinnere mich noch an eine junge Mutter. Ihr Mann besuchte sie und das Kind war erst ein Vierteljahr alt. Sie schaffte es nicht. Oder die junge Hebamme. Sie reichte auf der Station ein Buch herum. Alle sollten ihre Namen und Adressen hineinschreiben. Sie wollte in Kontakt bleiben. Auch sie schaffte es nicht. So viele sind gegangen.

In dem einen Jahr, das mir die Ärzte gaben, kam mir ständig der Gedanke:
Das Jahr ist bald um, dann muss ich gehen.
So ein ernüchternder und bedrohlicher Gedanke. Doch irgendwie war immer die Hoffnung da, dass es doch noch weiter geht.

Mit der Zeit versuchte ich, mit den neuen Umständen umzugehen. Das war ein ganz wichtiger Schritt. Sonst hätte ich mich in meiner Verzweiflung verloren und wäre nicht wieder auf die Füße gekommen. Ich versuchte, mich auf die positiven Aspekte in meinem Leben zu konzentrieren. Auf meine Familie. Und nach und nach lernte ich, mir kleine Freuden bewusst zu machen. Das erste Ei, das ich wieder im Mund hatte. Ich wälzte es mit der Zunge hin und her, bis es Suppe war. So sehr wollte ich den Geschmack auskosten. Ich hätte mir früher nicht vorstellen können, wie bewusst ich ein Ei genießen kann. Oder trockenes Brot, das war so unvorstellbar himmlisch. In dem Moment konnte ich nachvollziehen, wie es für die Menschen gewesen sein musste, die zu Kriegszeiten gehungert hatten. Wenn sie endlich wieder etwas zu essen bekamen. Es ist ein erfüllendes Gefühl, Nahrung zu bekommen, wenn man verzichten musste. Heutzutage ist Essen etwas so Selbstverständliches.

Irgendwann lernte ich mein Schicksal anzunehmen. Ich akzeptierte, dass mir kein neuer Darm wachsen wird und ich erkannte, dass ich dennoch leben darf. Ich lernte neu zu leben. Das war ein langer Lernprozess. Ich kann gar nicht genau benennen, wie lange ich brauchte, um mich neu zu sortieren. Es brauchte einfach Zeit. Und, Gott sei Dank, die Zeit hatte ich. Mit kleinen Schritten kämpfte ich mich zurück ins Leben. Mein Ziel war es, so normal wie möglich zu leben. Mit Abstrichen natürlich. Ein Leben im Rahmen des Machbaren. Und das habe ich geschafft. Hier bin ich. Ich lebe immer noch. Jedes weitere Jahr, das ich erleben darf, ist ein großes Geschenk für mich. Ich genieße dieses zweite, geschenkte Leben. Ich lebe anders als früher. Besser, bewusster, intensiver.

Die größte Veränderung ist, dass ich gelernt habe, auf mich und meinen Körper zu achten. Ich nehme mir für alles die Zeit, die ich dafür brauche. Das hat nichts mit Egoismus zu tun. Mein Umfeld hat das schneller verstanden als ich. Alle wollen, dass es mir gut geht. Das ist ein schönes Gefühl. Ich brauche kein schlechtes Gewissen zu haben, wenn ich mich ausruhen möchte. Wenn mir danach ist, ein Puzzle zu machen, dann mache ich es. Wenn ich lesen möchte, dann schnappe ich mir ein Buch. Wenn ich auf einer Bank in der Sonne sitzen möchte, dann erlaube ich mir das.

Natürlich bin ich jetzt eine Rentnerin und kann mir meine Tage frei einteilen. Ich arbeite nicht mehr, versorge keine Kinder und pflege keine Schwiegermutter.

Wenn ich darüber nachdenke, was ich in meinem früheren Leben hätte anders machen können, bin ich ratlos. Ich hatte nicht die Möglichkeit, mir Zeit für mich zu nehmen, absolut nicht. Dann hätte ich an anderer Stelle Abstriche machen müssen. Nur wo? Ich wollte es besser machen als meine Mutter. Ich wollte viel Zeit mit meinen Töchtern verbringen. Dennoch wollte ich auch arbeiten. Es war schön, viel Besuch zu haben und die Gärten zu bewirtschaften. Die Pflege meiner Schwiegermutter brachte mir am Ende eine Art Versöhnung. Ein Thema für sich war die Beziehung zu meinen Eltern. Besonders zu meiner Mutter. An dieser Stelle hätte ich wohl klare Grenzen ziehen müssen. Aber das konnte ich damals einfach nicht. Hinterher ist man immer schlauer. Damals hatte ich so viel um die Ohren, da war keine Zeit, um mir über irgendetwas bewusst zu werden. Ich war in meinem Leben gefangen. Es bestand hauptsächlich aus Pflichten. Der Alltag musste einfach gewuppt werden.

Peter ging immer von sich aus. Er hatte so viel Energie und einen großen Anspruch an sich selbst. Automatisch ging er davon aus, dass ich genauso viel Kraft hätte. Allgemein hatte er eine hohe Erwartungshaltung an die Menschen um ihn herum. Die mussten auch etwas leisten. Genauso wie er. Ich war ja schon immer eine Kleine, Zierliche und staunte oft über mich, über das, was ich alles bewerkstelligte, was ich körperlich alles leisten konnte. Doch gerade deswegen war ich auch so angespannt und fertig.

Ich funktionierte, weil ich immer alles richtig machen wollte. Zumindest versuchte ich immer alles richtig zu machen. Ich war so »drin«, in meinem täglichen Trott, schwamm einfach im Alltag mit. Den Frauen, die ich kannte, ging es genauso. Wir Frauen hatten kaum Zeit für uns und standen immer unter Druck. Zeitdruck, Druck von der Gesellschaft, von der Familie. Der Druck, alles perfekt oder doch wenigstens alles gut machen zu wollen. Das war oft kräftezehrend, aber es ging so vielen so und die anderen packten es doch auch alle. Zumindest sah es für mich so aus, und daran orientierte ich mich.

Heute weiß ich, dass ich mit meinen Bedürfnissen auf der Strecke blieb. Vielen anderen ging und geht es sicherlich genauso. Auch Peter betrachtet unser Leben heute mit anderen Augen. Er sagt:

»Könnte ich die Zeit zurückdrehen, hätte ich es nicht wieder so gemacht. Dir zuliebe hätte ich den Sport aufgeben sollen.«

Aber ich weiß, dass er so viel arbeiten musste, und der Sport war sein Ausgleich und seine Erfüllung. Der hat ihm gutgetan. Das war sein Leben. Und die Resonanz ist ja immer noch da. Anfang Dezember rief einer der damaligen jungen Ringer an, er ist heute Jäger:

»Kauft euch keinen Weihnachtsbraten. Ich komme vorbei und bringe euch was.«

Oder als wir damals unsere Gärten aufgeben mussten, da kamen welche von ihnen und halfen. Das sind so feine

Jungs. Gestandene Familienväter sind es inzwischen. Einmal haben wir ein großes Treffen organisiert. Viele andere schöne Dinge haben sich über die Jahre ergeben. Ist das nicht toll, wenn man etwas zurückbekommt? Ich denke, ich würde auch heute wieder zu Peter sagen:
»Mach es. Das ist dein Leben.«
Trotzdem hätten wir andere Lösungen finden müssen, um mich etwas zu entlasten.

Heute ist mir das alles bewusst. Umso mehr genieße ich das Jetzt. Klar, mittlerweile kommt hin und wieder ein Zipperlein dazu. Es zwickt mal hier was, mal da was. Aber das lege ich nicht in die Waagschale. Das wäre auch ohne meine Erkrankung so gekommen.

Inzwischen bin ich mir sicher: die Krankheit war eine Warnung. Sie war wie ein Vorschlaghammer, der mich in meinem Innersten erschütterte und meine Eingeweide zerstörte. Und doch kann ich diesen Schock aus heutiger Sicht als ein Geschenk betrachten. So verrückt es auch klingen mag, inzwischen weiß ich, dass ich diesen bösartigen Schlag mit dem Hammer brauchte. Ohne den Krebs wäre ich nicht aufgewacht aus meinem Trott, von dem ich annahm, dass so mein Leben eben auszusehen hätte. Dann wäre ich immer so weitergelaufen, ganz blind. Bis ich irgendwann vielleicht ganz arg gestolpert wäre, und dann wäre es einfach vorbei gewesen mit mir. Ich hätte funktioniert, bis ich vollkommen kaputt gewesen wäre. Ich hätte weiter vergeblich nach Anerkennung gesucht. So denke ich mir das jedenfalls.

Wie viele Menschen haben ein Burnout, weil sie durch ihr Leben hetzen und ihre Bedürfnisse ignorieren, weil sie es nicht schaffen, aus eigenem Antrieb die Reißleine zu ziehen? Ich schaffte es ja auch nicht. Mein Leben erschien mir so normal. In meiner Wahrnehmung haben doch die allermeisten Frauen ein ganz ähnliches Leben geführt. Ich kannte nichts anderes und musste erst von meinem Körper gezwungen werden, anzuhalten und innezuhalten. Als ich nach der zweiten großen Operation aufwachte, war es wie eine Eingebung:

So kann es nicht weitergehen.

Mir war in diesem Moment schlagartig klar:

Wenn ich leben möchte, muss ich mein Leben ändern.

Doch zunächst war da diese Leere und Kraftlosigkeit. Das eine Jahr, das mir die Ärzte noch gegeben hatten, war für mich wie ein Schwebezustand zwischen zwei Welten. Ich fühlte mich halb tot, halb lebendig. In diesem dumpfen Zustand war ich wie gelähmt und handlungsunfähig. Als nach einem Dreivierteljahr der Krebs zurückkam, brach ich gänzlich zusammen. Da wurde mir erst wirklich klar, wie es um mich stand:

Die Ärzte hatten recht, das war es jetzt mit mir.

Ich brauchte offenbar auch noch diesen zweiten brutalen Weckruf, um tatsächlich etwas zu verändern. Es ist wirklich denkwürdig, ich kann heute sagen, dass ich nach dem zweiten großen Paukenschlag, überhaupt erst angefangen habe, wirklich zu leben.

Dieses geschenkte zweite Leben wollte ich auf keinen Fall leichtfertig verspielen. So lernte ich, auf mich aufzupassen und die Lebenszeit, die mir noch blieb, selbstbestimmt zu leben. Ich musste, nein, ich durfte endlich ausprobieren, was ich eigentlich gerne tat, was mir guttat. Ganz aktiv. Ich ließ mir nicht mehr reinreden und ich gab mir selbst die Anerkennung, die ich seit frühester Kindheit vermisst hatte.

Es gab viele Rückschläge. Ich bin körperlich eingeschränkt und abhängig von meiner parenteralen Ernährung. Regelmäßig habe ich Termine in der onkologischen Praxis. Aber ich lebe!

Mal sehen, wie das Leben für mich noch weitergeht. Immer wenn ein Jahr zu Ende geht und ich meine Weihnachtsdeko raushole, denke ich mir:
Ja! Wieder ein Jahr geschafft. Ich darf nochmal alles auspacken. Das ist so schön.

Dann kommt das neue Jahr. Wenn ich die Weihnachtsdeko wieder in ihre Kartons einpacke, denke ich:
Naja, hoffentlich nehme ich mir mal nicht zu viel vor, aber vielleicht schaffe ich es noch ein Jahr und darf wieder alles auspacken.
Da habe ich schon im Januar eine Vorfreude auf den kommenden Dezember. Und dann schleppen wir die Kartons zurück in den Keller. Peter schleppt ohne Murren mit.

12
Dankbarkeit

Im Sommer 2022 bin ich zwanzig Jahre alt. Zum zweiten Mal. Diese Zeitspanne von 2002 bis heute erscheint mir wirklich wie ein zweites Leben. Soweit ich informiert bin, bin ich in Europa die Einzige, die so lange parenteral ernährt wird. Was bin ich für ein Glückskind. Oder wie Carmen und Maren manchmal liebevoll sagen:
»Mama, du bist ein zähes Weib.«
Darüber muss ich immer schmunzeln. Ich weiß ja, wie sie es meinen. Sie sind die besten Töchter, die ich mir vorstellen kann. Ich bin nur dankbar, dass sie so sind, wie sie sind. Mit Peter und meinen Töchtern bin ich sehr reich beschenkt, ich liebe sie unwahrscheinlich. Das können nicht viele sagen. Ich freue mich immer riesig, wenn unsere Kinder zu Besuch kommen und die Enkelkinder und Urenkel. Jedes Kind ist etwas ganz Besonderes. Das ist eine Erfüllung, wenn ich sie um mich habe. Es ist mit Geld nicht zu bezahlen, eine intakte Familie und Freunde zu haben.
Was will ich mehr?

Wer eine Krebsdiagnose zu hören bekommt, wird vollkommen aus der Bahn geworfen. Und wer dann keinen familiären Rückhalt oder gute Freunde hat, der sollte von einer Psychologin oder einem Psychologen aufgefangen werden. Wenn ich in die onkologische Praxis komme, sehe ich immer neue, immer jüngere Krebspatienten. Die kommen mit so vielen Fragezeichen im Gesicht. Das sehe ich ihnen an.

Was passiert jetzt mit mir?

Ich denke, jeder Mensch braucht andere Menschen zum Reden, Weinen, Anlehnen und Schweigen. Vor allem in solch einer Extremsituation.

Dank meiner Familie brauchte ich in den schwersten Zeiten keine professionelle psychologische Unterstützung. Peter, meine Töchter und auch meine Enkelkinder, sie waren immer mein größter Antrieb und meine größte Stütze. Sie alle waren für mich da und halfen, mich wieder aufzubauen. Ohne Mitleid. Das wussten sie. Sie gaben mir ihre ehrliche Aufmerksamkeit. Sie waren einfach da und hörten mir zu. Denn ich hatte ein großes Bedürfnis zu reden. Über alles, was mich bewegte. Ich machte mir Vorwürfe und ich fragte mich:

Warum passiert mir das?

Ich ließ raus, was raus musste. Auch, was ich mich früher nicht getraut hatte zu sagen. Sie mussten gar nichts sagen, aber sie mussten da sein.

Das durfte jedoch kein Dauerzustand werden. Irgendwann mussten die ständigen Vorwürfe und die Frage nach dem »Warum?« aufhören. Sonst hätte ich mich wohl in Selbstmitleid aufgelöst. Aber erst einmal war reden sehr wichtig für mich.

Zu Anfang war das gar nicht einfach. Ich wollte mit Carmen und Maren darüber sprechen, wie es weitergeht, wenn ich nicht mehr bin. Das konnten sie nicht. Sie konnten noch nicht ertragen, dass die Ärzte sagten, ich würde sterben. Sie waren noch nicht bereit, mit mir über meinen Tod zu reden, darüber, was ich für Wünsche hatte.

Gedanken über das Sterben

In den vergangenen Jahren habe ich viel über das Sterben nachgedacht. Ein Thema, das mir sehr am Herzen liegt, ist die Sterbehilfe. Lange war es ein Thema, über das kaum jemand sprechen wollte, ein Tabu-Thema geradezu. Doch seit dem Jahr 2020 gibt es Veränderungen in der Gesetzeslage und im November des selben Jahres lief im Fernsehen der Film »Gott«[5]*. Der Film interessierte mich sehr und ich sah ihn mir an. Ein Mann, Ende siebzig, ist gesund und möchte sterben. Er wünscht sich, dass ihm seine Hausärztin ein tödliches Medikament beschafft. Sein Fall wird vor den Ethikrat getragen. Als der Film zu Ende war, konnten die Zuschauer anrufen und ihre Meinung mitteilen. Es gab also eine Abstimmung, ob der Mann legal und in Deutschland durch ein tödliches Medikament sterben dürfen soll oder nicht. Siebzig Prozent der Anrufer stimmten für »Ja«.*

Ich bin ebenfalls der Meinung, dass jeder Mensch selbst darüber bestimmen dürfen sollte, wann er gehen möchte. Auch, wenn es für sein Umfeld und für Außenstehende vielleicht nicht direkt nachvollziehbar ist, wie bei dem gesunden Mann in dem Film »Gott«. Eindeutiger ist es doch bei Menschen mit einer tödlichen Krankheit. Mit welchem Recht dürfen

[5] Nach Ferdinand von Schirachs Theaterstück *Gott*, 2020.

andere darüber entscheiden, dass ein Leben künstlich verlängert wird, wenn der Mensch, um dessen Leben es geht, das nicht möchte? Lebenserhaltende Maßnahmen sollten nicht um jeden Preis fortgesetzt werden. Wenn ein Mensch, »im Vollbesitz seiner geistigen Kräfte«, die Entscheidung trifft, dass er seinem Leben ein Ende setzen möchte, solange er noch selbstbestimmt dazu in der Lage ist, so sollte ihm dieser letzte Wunsch gewährt werden. Es sollte doch immer in erster Linie um die Würde des Menschen gehen. So auch um einen würdigen Tod. Wieso soll einem Menschen die Hilfe beim Sterben verweigert werden, wenn er sie sich ausdrücklich wünscht? Ein jeder sollte die Umstände seines Todes selbst bestimmen dürfen.

Natürlich darf niemals leichtfertig mit Entscheidungen um Leben und Tod umgegangen werden. Aber ich wünsche mir, dass sich mehr Menschen Gedanken zum Thema Sterbehilfe machen und, dass es ein Umdenken in Deutschland gibt. Erste Schritte wurden dazu ja bereits gemacht. Niemand sollte sich gezwungen sehen, nach Holland oder in die Schweiz reisen zu müssen, um erlöst zu werden. Oder besser, um sich selbst zu erlösen. Legal und ohne die Risiken, die ein Suizid mit sich bringt.

Selbstbestimmung ist ein hohes Gut für mich. Wenn es dann an der Zeit ist, wünsche ich mir, dass ich es selbst bestimmen kann, wie und wann ich sterbe. Die Vorstellung eines selbstbestimmten Todes, im Beisein meiner liebsten Menschen, beruhigt mich.

Für mich ist es eine große Erleichterung, dass ganz allgemein der Umgang mit meiner Situation für meine Familie mit der Zeit leichter geworden ist. Alles hat sich gefestigt. Peter sagt:
»Die Angst ist nicht mehr so gravierend.«
Meine Töchter fühlen das Gleiche. Am Anfang bangten sie alle um mich. Doch mit der Zeit... es geht immer noch ein Jahr weiter und noch ein Jahr und ich bin immer noch da. Wir sind immer noch zusammen. Nach jedem Rückschlag erlebten wir ein neues Wunder. Ich bin ein Wunder. Das sagen auch die Ärzte:
»Es ist ein phänomenologisches Wunder, dass Sie noch da sind, Frau Witt.«
Medizinisch können sie es nicht erklären.

Inzwischen sind wir alle daran gewachsen. Heute kann ich mit meiner Familie über alles reden. Auch über das Sterben. Denn irgendwann wird es so weit sein, das ist klar. Ich bin sehr froh über unseren offenen Umgang miteinander. Der Schritt dorthin war sehr wichtig für mich und hat mich gestärkt, für das Leben, das ich jetzt führe.

Ich kann heute sagen, ich führe ein nahezu normales Leben. Ein Leben, wie es auch andere Rentner führen. Dafür bin ich so dankbar. Ich darf einfach leben. Es ist ein zufriedenes und ein bewusstes Leben. Ich gehe mit offenen Augen durch die Welt. Das ist ein gutes Gefühl.

Schon oft wurde ich gefragt, ob ich Menschen, die in eine ähnliche Lage geraten sind, einen Rat geben kann. Ob ich ihnen helfen kann. Es kommen häufig Menschen zu mir und schütten mir ihr Herz aus. Ich habe immer ein offenes Ohr für andere. Denn die Welt dreht sich nicht um mich. Ich wollte nie im Mittelpunkt stehen und will es auch heute nicht. Aber ich kann mich in Menschen mit einem ähnlichen Schicksal hineinversetzen und ich kann gut zuhören. Ich weiß aus eigener Erfahrung, dass Mitleid und hilfloses Herunterbeten von Floskeln nicht weiterhelfen. Es hilft ein Ventil aufzumachen, um den größten Druck erstmal rauszulassen. Reden, weinen... alles ist erlaubt. Mit einem Menschen, der Ähnliches bereits durchgestanden hat, kann man sich ganz anders austauschen als mit anderen Menschen. Ich wusste das bereits von meiner Mutter. Sie konnte nur der Kollegin wirklich zuhören, die ihren Brustkrebs überstanden hatte. Menschen, die etwas Ähnliches erlebt haben, die nimmt man anders wahr. Nur von ihnen fühlt man sich wirklich verstanden. Meine Töchter und mein Mann sind das Beste, was mir passieren konnte. Aber sie konnten einfach nicht wirklich nachempfinden, wie es mir ging. Wenn man Unterstützung oder Rat sucht, dann glaubt man doch am ehesten denen, die eine ähnliche Geschichte am eigenen Leib erfahren haben. Was die ehemalige Kollegin meiner Mutter damals sagen wollte und was auch ich heute einer anderen betroffenen Person sagen würde, ist:

Das Wollen ist ganz wichtig. Man muss es schaffen wollen!
Man muss nach vorne blicken wollen.

Das hilft unsagbar. Reden, nach vorne schauen, nach und nach die neue Situation akzeptieren und versuchen mit den Einschränkungen zurechtzukommen.

Ganz wichtig ist es meiner Meinung nach außerdem, dass man sich etwas vornimmt, sich schöne Dinge im Leben sucht und sie sich gönnt. Manche mögen das nicht hören. Sie sehen keinen Sinn darin, sich selbst zu fragen:
Was habe ich mir vorgenommen?
Was möchte ich erreichen?
Menschen sind verschieden. Ich denke, es ist wichtig, dass man sich trotz allem kleine Ziele steckt. Und wenn sie noch so klein sind. Man darf den Blick nach vorne richten.

Wenn ich 2002 geahnt hätte, dass ich noch so viel länger als ein Jahr leben würde, hätte ich auf meinen Zahnarzt gehört und mir ein Implantat setzen lassen. Meine Zahnlücke schloss sich mit der Zeit von allein. Die Zähne neben der Lücke wanderten. Einer nach vorne, der andere nach hinten. Genauso, wie es mir der Zahnarzt prophezeit hat. Nun ist es eben so. Ich kann auch damit leben. Damals konnte ich noch nicht diesen Weitblick haben.

Der Durchbruch war für mich der Rat meiner Gynäkologin, mit dem Malen anzufangen. Dieser Anstoß hat mir so sehr geholfen. Ich fing an zu malen und merkte, dass es mir guttut. Das war meine Therapie. Nach und nach setzte ich mir weitere Ziele. Ich probierte immer wieder Neues aus und daran hat sich bis heute nichts geändert. Das ist mein neues, mein bewusstes Leben. Ich darf immer noch hier sein und meine Enkel und mittlerweile sogar Urenkel erleben. Dafür bin ich so unendlich dankbar und voller Demut.

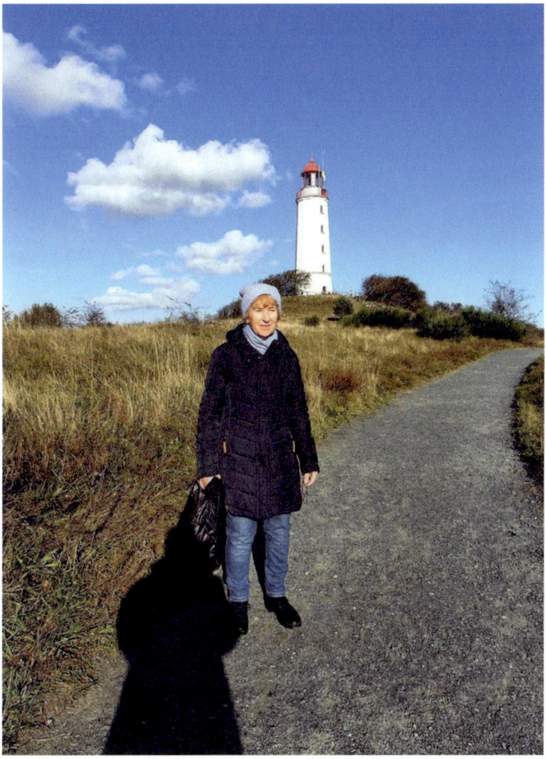

Karin, Hiddensee, 2021

Lebenskunst

Auf unser erstes Treffen folgten im Winter 2019/2020 drei Interviewsitzungen, während der mir Karin ihre Lebensgeschichte erzählte – und mich von ihren Kochkünsten überzeugte. Ich bin überwältigt davon, wie herzlich ich bei jedem meiner Besuche von Karin und Peter aufgenommen wurde. Und nicht zuletzt davon, mit was für einem Festessen ich jedes Mal überrascht wurde, denn ich wurde immer zum Mittagessen eingeladen.

Es gab von Peter in Norwegen geangelten Köhler. Auf der Haut gebraten, dazu cremigen Kartoffelbrei, auf dem glasig gebratene Zwiebelringe drapiert waren. Den Tellerrand zierten zwei Scheiben Boskop, mit schöner rötlicher Schale, in Honig und Butter gebraten. Dazu Rote-Beete-Bällchen und ein Klecks Meerrettich. Die Teller hatte Karin extra vorgewärmt. Ich habe selten so ein fabelhaftes Fischgericht gegessen. Wunderbar war auch die »Hühnersuppe à la Witt«. Zur Brühe mit Karotte und Sellerie gab es eine separate Schüssel mit Nudeln und ein Schälchen Petersilie, damit jede und jeder selbst über die Menge davon in der Suppe bestimmen konnte. Für das Huhn gab es jeweils einem eigenen Teller zum »Pulen« mit den Händen. Oder

der kreative »Salat à la Karin«: Feldsalat mit Datteln, Tomaten, Kürbiskernen, Walnüssen und Sonnenblumenkernen, angemacht mit Feigen-Balsamico-Essig. Grandios.

Es folgten Telefonate und, sobald die pandemische Lage es wieder zuließ, weitere Treffen. Bei türkischem Kaffee und Roibuschtee wälzten wir Fotoalben und Karin ließ mich immer weiter teilhaben an ihren Erinnerungen und ihren Gedanken.

So entstanden einige Stunden Audio-Aufnahmen und viele Seiten vollgeschrieben mit Notizen, die es galt zu transkribieren und sinnhaft zu ordnen. Besonders wichtig war mir, Karins ureigene Art zu sprechen in den fertigen Text zu transportieren. Karin erzählt in diesem Buch ihre sehr persönliche, ihre wundersame Geschichte. Es ist eine Geschichte von zwei Leben, von vielen, sehr unterschiedlichen Stationen, und doch durchzogen von einem roten Faden: dem Thema Nahrung.

Karins Kindheit und Jugend war geprägt von Mangel an Nahrung für den Körper und für die Seele. Auf mehreren Ebenen zeigte sich mir ein großer Lebenshunger. Dann kamen die Jahre, in denen Nahrung für den Körper in Fülle vorhanden war. Doch die Seele erfuhr weiterhin eine Mangelernährung. Schließlich kam der große und dramatische Einschnitt, als Folge dessen eine normale Ernährung des Körpers unmöglich wurde. Daraufhin beschritt Karin für sie völlig neue Wege und wuchs an dem harten Brot, das das Schicksal sprichwörtlich für sie bereithielt. Karin nahm dankbar die Möglichkeiten der modernen Medizin an und begann aus sich heraus ihren Seelenhunger zu stillen. Karins Geschichte ist die einer großen persönlichen Entwicklung.

Liebe Karin,

ich bin sehr glücklich, dass Carmen dieses »gute Bauchgefühl« hatte und uns einander vorgestellt hat. Danke, dass du dich mir so vertrauensvoll geöffnet und mich mitgenommen hast, auf diese Gedankenreise durch deine zwei Leben! Du bist eine erstaunliche Frau mit einer starken Persönlichkeit. Mit deiner Geschichte und mit deinem ausgeglichenen und liebevollen Wesen hast du mich stark beeindruckt.
Von Herzen wünsche ich dir noch viele wunderbare Lebensjahre und Erlebnisse, viele Male Weihnachtskisten schleppen und viele schöne Familientreffen.

Svenja, im August 2022

Rezept
Butter-Creme-Torte

200 Gramm Puderzucker mit

1 Stück Butter verrühren

1 Liter Milch mit

3 Päckchen Puddingpulver (Sahnegeschmack) aufkochen und abkühlen lassen.

In den lauwarmen Pudding die Puderzucker-Butter einrühren.

Biskuit Tortenboden 2x durchschneiden und mit der Hälfte der Creme füllen.

In den Rest der Creme 3 Esslöffel Kakaopulver einrühren und damit die ganze Torte bestreichen und garnieren.

Gedanken von Carmen

Als meine Mutter ihre Diagnose erhielt, befand ich mich gerade in einer Phase der eigenen biografischen Aufarbeitung. Vielleicht in einer späten »Teil-Abnabelungsphase« und alles ging sehr schnell.

Als ich meine Mutter in der Klinik besuchen konnte, lag sie schon im künstlichen Koma und war frisch operiert. Sie sah so jung aus, dass sie nach meiner Empfindung fast jünger aussah als ich selbst. Das Koma schien sie in eine körperliche Entspannung zu legen, die sie so wirken ließ. Sie wurde schon immer 10 bis 15 Jahre jünger geschätzt und jetzt wirkte sie fast wie ein junges Mädchen. Alles fühlte sich fremd und unwirklich an. Ich war irritiert und wie betäubt. Wie aus der Wirklichkeit herauskatapultiert.

Und mir wurde mit einem Mal klar, dass ich mit ihr noch nichts geklärt hatte. Dieser Gedanke traf mich wie ein Schlag. Weder hatte ich all die Dinge, die ich in mir selbst gerade klären wollte, die ich ihr zumuten und mit ihr diskutieren wollte, angesprochen, noch hatte ich ihr gesagt, wie wichtig sie mir war und wofür ich ihr bis heute dankbar bin. Und gleichzeitig war da mein Vater, der unsäglich litt und völlig hilflos auf mich wirkte. Auch er brauchte mich jetzt.

Stark sein und funktionieren hatte ich eigentlich gerade vom Programm gestrichen, um herauszufinden, wer ich wirklich bin und was mir persönlich guttut. Ich wollte meine Kindheit aufarbeiten, wozu natürlich auch Themen gehörten, die ich mit meiner Mutter klären wollte. Nicht, dass ich von ihr Vernachlässigung oder schlimme Traumata erfahren hätte, es waren die Dinge, die wir alle mit uns herumtragen und die uns manchmal im Leben auch belasten, solange sie nicht geklärt sind. Lasten, die wir häufig über Generationen weitergeben und die es nun für mich wenigstens ein Stück weit aufzulösen galt. Ich wollte das Kind sein. Nur für mich selbst schauen dürfen, raus aus den alten Funktionsmustern und aus dem Bedürfnis, Erwartungen erfüllen zu müssen, mir Abgrenzung erlauben und unbequeme Dinge ansprechen dürfen.

Aber genau jetzt galt es, besonders stark zu sein, zu funktionieren und auch, sich um die Bedürfnisse anderer zu kümmern. Umeinander in der Familie und vor allem um Mama. Ich tat, was in meiner Kraft stand und funktionierte, wie ich es gelernt hatte.

Heute sehe ich genau das als eine meiner größten Ressourcen, weil ich inzwischen meine eigenen Themen gut aufgearbeitet und mich selbst wie auch jedes Familienmitglied mehr wertschätzen und akzeptieren gelernt habe. Das füreinander Dasein in der Not war in meiner Familie immer großgeschrieben und wir konnten in einem tiefen Selbstverständnis einander tragen. Wir wuchsen an der Situation.

Und wir erlebten uns selbst und gegenseitig als tragend. Mir wurde bewusst, wie wichtig mir meine Mutter war und immer mehr auch, wie sehr ich sie liebe.

Wenn ich heute die Zeilen in diesem Buch lese, die Geschichte, die meine Mutter erzählt, muss ich immer noch weinen. Es ist eine Mischung aus Schwere und Trauer sowie Erleichterung und Dankbarkeit darüber, dass wir aus dieser schweren Zeit so viel Gutes mitnehmen konnten und alle miteinander daran gewachsen sind. Gleichzeitig verstehe ich heute noch viel mehr, wie schwer diese Zeit für meine Mutter war und was sie ertragen und durchgestanden hat. Damals war ich teilweise in meiner eigenen Angst und Trauer gefangen, auch wenn ich diese versucht hatte, zu verbergen, um Zuversicht und Kraft vermitteln zu können.

Durch meine Rolle als Tochter, die ich damals gerade im Neufinden war, geriet ich gefühlsmäßig einmal in eine so starke Überforderung, dass ich mit Verzweiflung, Ablehnung, Angst und Wut konfrontiert, mich wehrend aus dem Gespräch floh und meine Mutter so mit ihrer Last einfach allein zurücklassen musste. Erst durch dieses Buch haben wir, ca. 20 Jahre später, dieses Missverständnis aus dem Weg räumen können, was ein weiteres Geschenk ist.

Nachdem meine Mutter nach einer erneuten Krebsdiagnose all ihre Kraft aufgebracht hatte, die erste zu überwinden und ein Leben mit künstlicher Ernährung und der Prognose einer kurzen Lebenserwartung auf sich zu nehmen, hatte sie das Bedürfnis darüber zu sprechen, dass sie den zweiten Anlauf womöglich nicht schaffen würde und auch nicht mehr bereit war, um jeden Preis überleben zu wollen. Aus heutiger Sicht eine völlig nachvollziehbare Geste und getragen von Offenheit und Ehrlichkeit. Leider hatte ich ihr Anliegen völlig anders verstanden und fühlte mich um Erlaubnis gefragt, ob sie für immer gehen darf. Ich hatte plötzlich das Gefühl, ich sollte entscheiden, ob sie leben soll oder nicht und sollte für diese Entscheidung die Verantwortung tragen. Ich wollte nicht dafür verantwortlich sein, sondern nur noch für mich selbst. Diese Last wog zu schwer…

Noch heute decken sich unsere Erinnerungen an das Gespräch nicht ganz, was jedoch mit den meisten Erinnerungen so ist, wenn sie von verschiedenen Beteiligten verglichen werden. Gleichzeitig wissen wir nun auch hierin umeinander und können – wie ein spätes Geschenk – unsere Gefühle und Wünsche von damals verstehen und einordnen.

Unser größtes Geschenk aus dieser schweren Zeit war damals, dass uns die Endlichkeit des Lebens plötzlich so bewusst war und wir begriffen, dass viele Dinge nicht selbstverständlich sind. Wir begannen zu reden. Wir redeten über alles. Über Ungesagtes, über Dinge, die wir zuvor vermieden haben anzusprechen, über Dinge, die wir zuvor als selbstverständlich hingenommen hatten. Wir bauten eine Nähe auf, die wir ohne diese herausfordernden Erfahrungen wahrscheinlich nicht entwickelt hätten. Wir lösten alte Probleme, selbst solche, die nicht nur mit uns, sondern mit meiner Großmutter (ihrer Mutter) zu tun hatten, durch Reden und das Zulassen von allen Gefühlen, die gefühlt werden wollten. So habe ich inzwischen auch zu meiner verstorbenen Großmutter, zu der ich zu Lebzeiten ein unterkühltes und distanziertes Verhältnis hatte, ein warmes Gefühl und kann in ihr die Frau sehen, die sie hätte werden können, wenn sie nicht die Herausforderungen der ersten Hälfte des letzten Jahrhunderts als ihre Lebenslast hätte tragen müssen.

Insgesamt durfte auch ich lernen, meine Grenzen zu erkennen und zu akzeptieren, mir Gefühle wie Trauer, Verzweiflung und Hilflosigkeit zuzumuten, ohne sie wegzudrängen. Die Anspannung, zum Beispiel bei erneuten Klinikeinweisungen, stieg immer wieder und zeigte mir, wie wichtig auch eine gute Selbstfürsorge war. Auch ich holte mir Hilfe, machte Familienaufstellungen, nutzte psychologische Beratung, ließ mich coachen und vieles mehr. Wir alle lernten zusammen mit Mama, uns auch ein Stück mehr um uns selbst zu kümmern.

Gleichzeitig relativierten sich meine eigenen Themen wie zum Beispiel eine Schmerzerkrankung, indem ich den Umgang meiner Mutter mit ihrer Erkrankung sah:

all die Operationen, die Klinikaufenthalte, die Symptome, die blieben… Sie begegnete dem mutig, voller Akzeptanz und gleichzeitig völlig dankbar darüber, dass sie dieses Leben noch leben darf. Sie ist achtsamer mit sich und allem geworden, was ist. Sie genießt ihr Leben trotz der Erkrankung mehr als je zuvor, weil sie so bewusst ist. In Anbetracht dessen habe ich immer wieder erlebt, dass sie mein Vorbild geworden ist, auch wenn ich erst relativ spät begriffen hatte, wie stark sie tatsächlich ist. Mir hat das die

Erkenntnis und den Mut gegeben, dass ich alle meine Themen und Ängste bewältigen kann, sie lebt es mir tagtäglich vor.

Wir haben irgendwann gelernt, über den Tod zu sprechen in einer würdevollen und akzeptierenden Art und Weise. Jeder Mensch hat das Recht auf ein würdevolles Ende und darüber zu sprechen, was er sich wünscht. Wir können das miteinander. Wenn sie einmal geht, werde ich zwar trauern und ihren Verlust spüren, gleichzeitig aber auch zutiefst dankbar sein über die uns geschenkte Zeit.

Wir alle sind mit dir daran gewachsen und zusammengewachsen. Danke, Mama, dass du – auch für uns – so lange durchgehalten und immer wieder den Mut zum Weiterleben gefunden hast und ich noch so viel mit dir teilen konnte und kann. Dass ich noch heute von dir lernen darf. Ich bin dankbar für jeden einzelnen Tag mit dir und freue mich auf jeden von ihnen.

In Liebe, Carmen

Gedanken von Maren

Ich war 31 Jahre alt, als meine Mutter erkrankte, stand mit einer Selbstständigkeit als Tagesmutter, eigenen Herausforderungen, meiner damals neunjährigen Tochter, in erster Ehe, mitten im Leben, wie man so schön sagt.

Ich kann mich nicht mehr daran erinnern, wie mich die Nachricht um den Gesundheitszustand meiner Mutter erreichte. Dafür sind die Erinnerungen an die ersten Fahrten nach Schwerin in die Klinik umso klarer. Ich habe die ganze Fahrt geheult, ich hatte entsetzliche Angst meine Mama zu verlieren und war irgendwie nicht mehr länger erwachsen. Mir gingen lauter banale Fragen durch den Kopf:

»Wen frage ich, wenn ich auf dem Schlauch stehe, wie ich den Rotkohl so lecker hinbekommen soll?«

»Wie ging das noch mal mit der besten Erdbeer-Sahne-Torte?«

»Oh mein Gott, ich kann nicht ohne meine Mama!«

Es ist vielleicht eigenartig, aber ich fühlte mich als Kind und mir wurde unumgänglich bewusst, dass ich noch so viele Fragen hatte und gemeinsame Zeit mit meiner Mutter verbringen wollte. Sie war etwas älter, als ich es heute bin, und da ist man einfach mal noch mittendrin im Leben. Niemand von uns hat mit so einer Situation gerechnet.

Manchmal habe ich auf dem Weg in die Klinik angehalten und Blumen gepflückt, um meiner Mama in diesem ganzen Spuk eine kleine Freude zu machen. Aber alles fühlte sich so klein an, gegen das Gewicht, welches meine Mutter zu tragen hatte. Ich habe mich immer wieder gefragt, wie sie das alles aushält. Und wir konnten nicht wirklich helfen und ihr irgendetwas von dem Leid abnehmen. Das Gefühl der Hilflosigkeit hatte sich zwischenzeitlich völlig breit gemacht und bei mir setzte immer wieder auch ein Verdrängungsmechanismus ein, der Versuch einfach ohne dieses Drama weiterzuleben. Ich fühlte mich nicht in der Lage, angemessen mit dieser Situation umzugehen, aber was ist in solchen Momenten angemessen?

Manchmal frage ich mich, ob man im Alter besser mit solchen Dingen umgehen kann und denke heute:
der Schmerz wird der Gleiche sein, aber der Umgang wäre ein anderer. Wir alle sind an der Krankheit meiner Mutter gewachsen.

Meine Schwester habe ich damals als unglaublich stark und weitsichtig empfunden. Sie hat vieles für Mama geklärt und organisiert, was mir so nicht möglich war. Ich war und bin meiner Schwester sehr dankbar dafür. Sie hatte aus meiner Sicht die Lage am besten im Griff. Auch unser Papa war völlig am Ende, hatte enorme Angst seine Frau zu verlieren. Er unterstützte Mama in allem ihm Möglichen, war aber selbst oftmals wie gelähmt und auch überfordert. Auf jeden von uns sind so viele neue Herausforderungen eingeprasselt und jeder Einzelne ist bestmöglich damit umgegangen, ohne den Kopf vollends in den Sand zu stecken. Solche Erfahrungen sind Ausnahmesituationen im Leben, welche einen Menschen prägen, verletzen, aber auch stark machen können.

Ich konnte erst viele Jahre später mit meiner Mutter über den Tod und das Loslassen reden. Heute habe ich einen anderen Standpunkt zu diesen Themen. Für diese Entwicklung bin ich sehr dankbar. In all der Schwere und dem Schmerz haben wir immer zueinandergestanden und uns getragen. Wir alle können die kleinen Dinge im Leben sehen, wertschätzen und genießen. Vor allem aber sind wir dankbar für die geschenkte Zeit.

Mama du bist wirklich eine Heldin. Du hast so viel durchgemacht und dich nie beklagt, sondern immer versucht, in all dem Wahnsinn etwas Positives zu sehen. Danke, dass du so tapfer durchgehalten hast. Danke für die letzte Runde, nur für uns! Danke, dass du für meine Jule eine so tolle Oma bist, aus meiner Sicht ein großes Geschenk (auch ich hatte Omas ;)). Danke, Wolfgang könnte keine bessere Schwiegermama haben.

Und nun zu mir: Mütter und Töchter haben es nicht immer leicht miteinander. Ich glaube auch, wir haben uns gegenseitig das eine oder andere Mal die Nerven geraubt, wie es eben so ist mit Müttern und Töchtern. Und gerade aus diesem Grund bin ich so unendlich froh, dass wir dann doch noch so viel Zeit zusammen verbringen durften und hoffentlich dürfen. Wir konnten über viele Dinge reden und unsere Sichtweisen zu bestimmten Themen austauschen, was mir sehr wertvoll ist. Heute sehe ich vieles anders und bin sehr glücklich über die gute Beziehung, die wir zueinander haben. Nichts ist selbstverständlich. Für mich bist du die allerbeste Mama, die ich hätte haben können. Danke, dass du bedingungslos für uns da bist, das ist das größte Geschenk.

Gedanken von Peter

Ich bin und war in meine Frau immer total verliebt. Als ich Karin kennenlernte, kam sie gerade aus Heiligengrabe und wollte Diakonisse werden. Sie war siebzehn, ich einundzwanzig. Ich habe sie gesehen und sie hat mir gefallen. Da habe ich sie angesprochen und mich gleich verliebt. Karin ist nicht gleich auf meine Person geflogen. Wir waren so grundverschieden. Wir kamen aus so grundverschiedenen Familien. Und eigentlich sagt man ja immer, man sucht sich das wieder, was man im Elternhaus hatte. Es war schwer, sie zu erobern. Aber ich war geduldig. Ich habe nicht mehr lockergelassen und es geschafft.

Natürlich haben wir auch Gemeinsamkeiten. Karin ist ein großer Familienmensch, wie ich. Wir haben und hatten beide immer ein gutes Verhältnis zu unseren Töchtern. Karins Erkrankung hat uns als Familie noch einmal stärker zusammengeschweißt. Ich bin dadurch auch irgendwie feinfühliger geworden. Wenn man um einen Menschen Angst hat, wird es nochmal ganz anders. Das ist alles durch Mark und Bein gegangen.

»Es ist nicht um zwölf, es ist schon fünf nach zwölf«, hatte uns der Arzt gesagt. Karin musste so schnell wie möglich nach Schwerin, zur Operation. Der Eingriff war so dringend, dass der operierende Arzt dafür sogar seinen Urlaub verschoben hatte. Erst im Herbst bekamen wir wieder einen Termin bei ihm. Da habe ich eine riesengroße Flugente geschlachtet und ihm die aus Dankbarkeit mitgenommen.

Als ich Karin nach der Operation das erste Mal besucht habe… ich sehe sie noch vor mir, mit all den Schläuchen, dem dicken Heizschlauch – ich wusste ja gar nicht, was das ist. Ihr Körper war so runtergekühlt, dass sie wieder aufgewärmt werden musste. Dann die Aussage der Ärzte: »Ein Jahr können Sie noch leben, vielleicht auch eineinhalb Jahre. Zwei Jahre wohl nicht.«

Das war eine der schlimmsten Erfahrungen für mich. An und für sich bin ich kein Mensch, der weint. Aber mir sind die Tränen automatisch nur so runtergelaufen.

Ich habe neben ihr her gelebt, voller Angst. Diese Angst hatte ich immer mit mir herumzutragen. Als Karin im Krankenhaus war, haben sich unsere tollen Töchter auch sehr um mich gekümmert. Wenn Carmen nach Schwerin ins Krankenhaus gefahren ist, bin ich mitgefahren und danach hat sie auch noch eine Zeit bei mir gesessen.

Doch ich habe auch versucht meinen Beitrag zu leisten. In der Vergangenheit hatte ich schon Menschen besprochen, wenn sie eine Gürtelrose hatten oder Warzen. Wenn ich das mache, ich hänge mich da so rein, dass ich danach erschöpft bin. Wo ich es gemacht habe, hat es immer geklappt. Und als Karin dann wieder zu Hause war, habe ich mich manchmal nachts bei ihr ans Bett gesetzt und das Gleiche gemacht. Ich bin hingegangen und habe sie besprochen.

Und ich habe darauf geachtet, dass es keinen Zank oder Streit gab. Hatten wir früher auch nicht viel, aber es gibt doch in jeder Ehe mal einen Krach oder eine Meinungsverschiedenheit.

Ich habe aufgepasst auf sie. Und ich habe immer gedacht:

Irgendwie werden wir das schon schaffen.

Aber wie gesagt, die Angst lief immer mit.

Aus Thurow wollte ich eigentlich nicht wieder weg. Ich hatte mir dort gerade alles aufgebaut, einen Acker gepachtet und Tiere gezogen und verkauft. Mit den Nachbarn kam ich gut aus. Jeden Morgen habe ich gleich einen Lauf gemacht, sechs bis sieben Kilometer bis nach Zahrensdorf. Alles lief gut.

Als Karin dann nach der Operation zurück nach Hause kam, sagte sie:

»Schatz, ich möchte hier nicht mehr bleiben. Ich weiß nicht, wieviel Zeit ich noch habe. Ich möchte meine Kinder in der Nähe haben.«

Es war abends und ich habe zu ihr gesagt:

»Weißt Du was, wir reden morgen früh darüber.«

Im Bett habe ich dann gedacht:

Wenn sie jetzt hier stirbt, weil sie unglücklich ist, weil ich ihr diesen Wunsch nicht erfüllt habe...

Damit wäre ich nicht fertig geworden, das hätte mich verfolgt, mein Leben lang. Also habe ich am nächsten Morgen zu ihr gesagt:

»Ist gut, wir suchen uns eine Wohnung in Güstrow.«

Die Angst ist mit den Jahren etwas verflogen. Die ersten zwei bis drei Jahre, da war sie am stärksten. Aber als es dann immer weiter ging, da flaute dann auch diese große Angst ein bisschen ab.

Wir können uns wirklich unwahrscheinlich glücklich fühlen, dass wir diese ganzen Jahre noch haben durften. So ganz alt war ich damals auch noch nicht. Da war ich sechzig, jetzt werde ich achtzig.

Ich meine, wir haben alles gehabt in unserem Leben. Es ist jetzt wunderbar. Wir leben ruhig und zufrieden zusammen. Ich bin glücklich, dass ich sie habe, dass wir noch zusammen sein dürfen und ich hoffe, dass das noch lange so sein wird.

Danke

»Es ist ein lobenswerter Brauch:
Wer was Gutes bekommt,
Der bedankt sich auch.«
sagte bereits Wilhelm Busch.

Ich habe viel Gutes bekommen und möchte mich an dieser Stelle ganz herzlich bei den Menschen bedanken, ohne die es dieses Buch nicht geben würde.

Mein Dank gilt Carmen, der »Initiatorin« dieses Buchprojekts, und Karin, die mich mit offenen Armen empfangen hat und mir von Anfang an mit großem Vertrauen begegnet ist. Danke, liebe Karin, für die vielen Gedanken und Erinnerungen, die du mit mir geteilt hast und dafür, dass wir gemeinsam dieses Buch entstehen lassen haben.

Karin und Peter danke ich dafür, dass ich inzwischen »ja schon zur Familie gehöre.« Carmen, Maren und Peter für ihre mündlichen und schriftlichen Beiträge zu diesem Buch.

Ein großes Dankeschön gilt Angelika für ihre Impulse zur Findung der Buchstruktur, die vielen hilfreichen Anregungen, die den gesamten Projektprozess begleitet haben und ihr unermüdliches Testleserin-Auge.

Hauke danke ich für die Idee, die zum ersten Satz des ersten Kapitels geführt hat.

Ganz herzlich danke ich den aufmerksamen Korrektorat- und Lektorat-, Erst- und Test-Leserinnen Anette, Anna Bo., Anna Br., Jessica, Petra, Simone und Tine für die vielen Anmerkungen und das Feedback. 1000 Dank, dass ihr euch die Zeit genommen habt!

Last but not least... Ich danke meiner wundervollen Familie. Christian, danke für deinen Glauben an mich und dafür, dass ich mir die Zeit nehmen konnte.

Inhalt